抗菌药物临床应用指导原则

2015 年版

《抗菌药物临床应用指导原则》修订工作组

组　　长　钟南山

撰稿人员（以姓氏笔画为序）

万希润	马小军	王　辰	王　睿	王大猷	王明贵
王选锭	卢晓阳	申昆玲	吕晓菊	刘又宁	刘正印
李光辉	李燕明	杨　帆	肖永红	吴永佩	吴安华
邱海波	何礼贤	汪　复	张扣兴	张婴元	陈　晖
陈佰义	卓　超	周　新	郑　波	郎义青	胡必杰
倪语星	徐英春	黄文祥	梅　丹	曹　彬	颜　青

参加人员（以姓氏笔画为序）

王水云	王金环	支修益	牛晓辉	邢念增	朱康顺
刘　钢	刘志敏	孙旭光	李志远	李笑天	李筱荣
张　伟	张明刚	赵继宗	钟明康	姜　玲	夏培元
钱菊英	董　军	廖秦平	戴梦华		

人民卫生出版社

图书在版编目（CIP）数据

抗菌药物临床应用指导原则：2015年版/《抗菌药物临床应用指导原则》修订工作组主编. —北京：人民卫生出版社，2015

ISBN 978-7-117-21367-7

Ⅰ．①抗…　Ⅱ．①抗…　Ⅲ．①抗菌素－临床应用　Ⅳ．①R978.1

中国版本图书馆 CIP 数据核字（2015）第 218587 号

| 人卫社官网 | www.pmph.com | 出版物查询，在线购书 |
| 人卫医学网 | www.ipmph.com | 医学考试辅导，医学数据库服务，医学教育资源，大众健康资讯 |

抗菌药物临床应用指导原则（2015 年版）

主　　编：《抗菌药物临床应用指导原则》修订工作组
出版发行：人民卫生出版社（中继线 010-59780011）
地　　址：北京市朝阳区潘家园南里 19 号
邮　　编：100021
E - mail：pmph @ pmph.com
购书热线：010-59787592　010-59787584　010-65264830
印　　刷：北京铭成印刷有限公司
经　　销：新华书店
开　　本：850×1168　1/32　印张：6
字　　数：187 千字
版　　次：2015 年 9 月第 1 版　2023 年 11 月第 1 版第 20 次印刷
标准书号：ISBN 978-7-117-21367-7/R · 21368
定　　价：23.00 元

打击盗版举报电话：**010-59787491**　E-mail：**WQ @ pmph.com**
（凡属印装质量问题请与本社市场营销中心联系退换）

前　言

　　《抗菌药物临床应用指导原则》（简称指导原则）是指导我国抗菌药物临床应用的纲领性技术手册，在2004年首次发布以后，对临床医生规范使用抗菌药物起到了积极引领作用，同时也对延缓细菌耐药、安全合理用药做出了较大贡献。

　　2004年至今已逾十年，在此期间我国各种感染性疾病的致病原组成与耐药性已发生了显著的变化。G^+球菌耐药性呈下降趋势，而对碳青霉烯耐药的肺炎克雷伯菌及鲍曼不动杆菌则成为临床难以处理的致病菌。同时，一些新抗菌药物相继在我国上市或广泛使用，其应用范围、剂量和疗程等也成为临床普遍的问题。更为重要的是，在此期间，国家卫生和计划生育委员会出台了一系列有关规范使用抗菌药物的法规、管理办法和技术规范，并进行了为期3年的专项整治活动，从行政层面为遏制细菌耐药、规范使用抗菌药物制定了方向；同时，我们也迫切需要从技术层面制定相应的指导原则，为长期、科学地管理及规范临床用药提供支撑。基于以上几方面，在国家卫生和计划生育委员会的组织下，由全国各领域的专家，历时两年多，完成了对2004年版指导原则的修订工作，并征求各领域近百名专家意见做了多次完善，最终成稿并将予以颁布。

　　新指导原则仍包括四部分，第一部分"抗菌药物临床应用的基本原则"，主要在"预防用药原则"增加了关于预防用药方案，以增加合理预防用药和相应监测、管理的可操作性。第二部分"抗菌药物临床应用管理"，主要根据卫计委制定的法规和技术规范，增加了"医疗机构建立抗菌药物临床应用管理体系""注重综合措施，预防医院感染"两部分，强调科学化和常态化的抗菌药物管理。第三部分"各类抗菌药物的适应证和注意事项"增加一些临床常用的或近年来上市的抗菌药；增加抗菌药的耐药率数据，增加PK/PD参数，为临床个体化用药提供指导。第四部分"各类细菌性感染的经验性抗菌治疗原则"，涉及直接指导临床医生选择治疗药物、剂量、疗程。该部分改动较多，其目的是希望我国临床上对于抗菌药物的使用更加规范。

本指导原则编写过程中，得到了卫计委管理部门和临床医学、感染学、微生物学、药学等多学科专业人员的大力支持，在此一并表示诚挚的谢意。同时，由于部分章节可能仍存在一些学术争议，希望大家能提出宝贵意见，以便我们进一步改进。

钟南山

2015 年 7 月

目　　录

关于印发《抗菌药物临床应用指导原则（2015年版）》的通知

国卫办医发〔2015〕43号

各省、自治区、直辖市卫生计生委、中医药管理局，新疆生产建设兵团卫生局，各军区、各军兵种联（后）勤部卫生部，总参管理保障部、总政直工部、总装后勤部卫生局，武警部队后勤部卫生部：

为进一步规范抗菌药物临床应用，我们组织对2004年印发的《抗菌药物临床应用指导原则》（卫医发〔2004〕285号）进行了修订，形成了《抗菌药物临床应用指导原则（2015年版）》。现予以发布实施，请你们组织认真学习，贯彻执行。

原《抗菌药物临床应用指导原则》（卫医发〔2004〕285号）同时废止。

国家卫生计生委办公厅
国家中医药管理局办公室
解放军总后勤部卫生部药品器材局
2015年7月24日

第一部分

抗菌药物临床应用的基本原则

抗菌药物的应用涉及临床各科,合理应用抗菌药物是提高疗效、降低不良反应发生率以及减少或延缓细菌耐药发生的关键。抗菌药物临床应用是否合理,基于以下两方面:有无抗菌药物应用指征;选用的品种及给药方案是否适宜。

抗菌药物治疗性应用的基本原则

一、诊断为细菌性感染者方有指征应用抗菌药物

根据患者的症状、体征、实验室检查或放射、超声等影像学结果,诊断为细菌、真菌感染者方有指征应用抗菌药物;由结核分枝杆菌、非结核分枝杆菌、支原体、衣原体、螺旋体、立克次体及部分原虫等病原微生物所致的感染亦有指征应用抗菌药物。缺乏细菌及上述病原微生物感染的临床或实验室证据,诊断不能成立者,以及病毒性感染者,均无应用抗菌药物指征。

二、尽早查明感染病原,根据病原种类及药物敏感试验结果选用抗菌药物

抗菌药物品种的选用,原则上应根据病原菌种类及病原菌对抗菌药物敏感性,即细菌药物敏感试验(以下简称药敏试验)的结果而定。因此有条件的医疗机构,对临床诊断为细菌性感染的患者应在开始抗菌治疗前,及时留取相应合格标本(尤其血液等无菌部位标本)送病原学检测,以尽早明确病原菌和药敏结果,并据此调整抗菌药物治疗方案。

三、抗菌药物的经验治疗

对于临床诊断为细菌性感染的患者,在未获知细菌培养及药敏结果前,或无法获取培养标本时,可根据患者的感染部位、基础疾病、发病情况、发病场所、既往抗菌药物用药史及其治疗反应等推测可能的病原体,并结合当地细菌耐药性监测数据,先给予抗菌药物经验治疗。待获知病原学检测及药敏结果后,结合先前的治疗反应调整用药方案;对培养结果阴性的患者,应根据经验治疗的效果和患者情况采取进一步诊疗措施。

四、按照药物的抗菌作用及其体内过程特点选择用药

各种抗菌药物的药效学和人体药动学特点不同,因此各有不同的临床适应证。临床医师应根据各种抗菌药物的药学特点,按临床适应证(参见"各类抗菌药物的适应证和注意事项")正确选用抗菌药物。

五、综合患者病情、病原菌种类及抗菌药物特点制订抗菌治疗方案

根据病原菌、感染部位、感染严重程度和患者的生理、病理情况及抗菌药物药效学和药动学证据制订抗菌治疗方案,包括抗菌药物的选用品种、剂量、给药次数、给药途径、疗程及联合用药等。在制订治疗方案时应遵循下列原则。

(一)品种选择

根据病原菌种类及药敏试验结果尽可能选择针对性强、窄谱、安全、价格适当的抗菌药物。进行经验治疗者可根据可能的病原菌及当地耐药状况选用抗菌药物。

(二)给药剂量

一般按各种抗菌药物的治疗剂量范围给药。治疗重症感染(如血流感染、感染性心内膜炎等)和抗菌药物不易达到的部位的感染(如中枢神经系统感染等),抗菌药物剂量宜较大(治疗剂量范围高限);而治疗单纯性下尿路感染时,由于多数药物尿药浓度远高于血药浓度,则可应用较小剂量(治疗剂量范围低限)。

(三)给药途径

对于轻、中度感染的大多数患者,应予口服治疗,选取口服吸收良好的抗菌药物品种,不必采用静脉或肌内注射给药。仅

在下列情况下可先予以注射给药：①不能口服或不能耐受口服给药的患者（如吞咽困难者）；②患者存在明显可能影响口服药物吸收的情况（如呕吐、严重腹泻、胃肠道病变或肠道吸收功能障碍等）；③所选药物有合适抗菌谱，但无口服剂型；④需在感染组织或体液中迅速达到高药物浓度以达杀菌作用者（如感染性心内膜炎、化脓性脑膜炎等）；⑤感染严重、病情进展迅速，需给予紧急治疗的情况（如血流感染、重症肺炎患者等）；⑥患者对口服治疗的依从性差。肌内注射给药时难以使用较大剂量，其吸收也受药动学等众多因素影响，因此只适用于不能口服给药的轻、中度感染者，不宜用于重症感染者。

接受注射用药的感染患者经初始注射治疗病情好转并能口服时，应及早转为口服给药。

抗菌药物的局部应用宜尽量避免：皮肤黏膜局部应用抗菌药物后，很少被吸收，在感染部位不能达到有效浓度，反而易导致耐药菌产生，因此治疗全身性感染或脏器感染时应避免局部应用抗菌药物。抗菌药物的局部应用只限于少数情况：①全身给药后在感染部位难以达到有效治疗浓度时加用局部给药作为辅助治疗（如治疗中枢神经系统感染时某些药物可同时鞘内给药，包裹性厚壁脓肿脓腔内注入抗菌药物等）；②眼部及耳部感染的局部用药等；③某些皮肤表层及口腔、阴道等黏膜表面的感染可采用抗菌药物局部应用或外用，但应避免将主要供全身应用的品种作局部用药。局部用药宜采用刺激性小、不易吸收、不易导致耐药性和过敏反应的抗菌药物。青霉素类、头孢菌素类等较易产生过敏反应的药物不可局部应用。氨基糖苷类等耳毒性药不可局部滴耳。

（四）给药次数

为保证药物在体内能发挥最大药效，杀灭感染灶病原菌，应根据药动学和药效学相结合的原则给药。青霉素类、头孢菌素类和其他 β- 内酰胺类、红霉素、克林霉素等时间依赖性抗菌药，应一日多次给药。氟喹诺酮类和氨基糖苷类等浓度依赖性抗菌药可一日给药一次。

（五）疗程

抗菌药物疗程因感染不同而异，一般宜用至体温正常、症状消退后 72～96 小时，有局部病灶者需用药至感染灶控制或完全消散。但血流感染、感染性心内膜炎、化脓性脑膜炎、伤寒、布鲁菌病、骨髓炎、B 组链球菌咽炎和扁桃体炎、侵袭性真菌病、结核病等需较长的疗程方能彻底治愈,并减少或防止复发。

（六）抗菌药物的联合应用

单一药物可有效治疗的感染不需联合用药,仅在下列情况时有指征联合用药。

1. 病原菌尚未查明的严重感染,包括免疫缺陷者的严重感染。

2. 单一抗菌药物不能控制的严重感染,需氧菌及厌氧菌混合感染,2种及2种以上复数菌感染,以及多重耐药菌或泛耐药菌感染。

3. 需长疗程治疗,但病原菌易对某些抗菌药物产生耐药性的感染,如某些侵袭性真菌病;或病原菌含有不同生长特点的菌群,需要应用不同抗菌机制的药物联合使用,如结核和非结核分枝杆菌。

4. 毒性较大的抗菌药物,联合用药时剂量可适当减少,但需有临床资料证明其同样有效。如两性霉素B与氟胞嘧啶联合治疗隐球菌性脑膜炎时,前者的剂量可适当减少,以减少其毒性反应。

联合用药时宜选用具有协同或相加作用的药物联合,如青霉素类、头孢菌素类或其他β-内酰胺类与氨基糖苷类联合。联合用药通常采用2种药物联合,3种及3种以上药物联合仅适用于个别情况,如结核病的治疗。此外必须注意联合用药后药物不良反应亦可能增多。

抗菌药物预防性应用的基本原则

一、非手术患者抗菌药物的预防性应用

（一）预防用药目的

预防特定病原菌所致的或特定人群可能发生的感染。

（二）预防用药基本原则

1. 用于尚无细菌感染征象但暴露于致病菌感染的高危人群。

2. 预防用药适应证和抗菌药物选择应基于循证医学证据。

3. 应针对一种或两种最可能细菌的感染进行预防用药,不宜盲目地选用广谱抗菌药或多药联合预防多种细菌多部位感染。

4. 应限于针对某一段特定时间内可能发生的感染，而非任何时间可能发生的感染。

5. 应积极纠正导致感染风险增加的原发疾病或基础状况。可以治愈或纠正者，预防用药价值较大；原发疾病不能治愈或纠正者，药物预防效果有限，应权衡利弊决定是否预防用药。

6. 以下情况原则上不应预防使用抗菌药物：普通感冒、麻疹、水痘等病毒性疾病；昏迷、休克、中毒、心力衰竭、肿瘤、应用肾上腺皮质激素等患者；留置导尿管、留置深静脉导管以及建立人工气道（包括气管插管或气管切口）患者。

（三）对某些细菌性感染的预防用药指征与方案

在某些细菌性感染的高危人群中，有指征的预防性使用抗菌药物，预防对象和推荐预防方案，见附表1：抗菌药物在预防非手术患者某些特定感染中的应用。此外，严重中性粒细胞缺乏（ANC≤$0.1×10^9$/L）持续时间超过7天的高危患者和实体器官移植及造血干细胞移植的患者，在某些情况下也有预防用抗菌药物的指征，但由于涉及患者基础疾病、免疫功能状态、免疫抑制剂等药物治疗史等诸多复杂因素，其预防用药指征及方案需参阅相关专题文献。

二、围手术期抗菌药物的预防性应用

（一）预防用药目的

主要是预防手术部位感染，包括浅表切口感染、深部切口感染和手术所涉及的器官/腔隙感染，但不包括与手术无直接关系的、术后可能发生的其他部位感染。

（二）预防用药原则

围手术期抗菌药物预防用药，应根据手术切口类别（表1-1）、手术创伤程度、可能的污染细菌种类、手术持续时间、感染发生机会和后果严重程度、抗菌药物预防效果的循证医学证据、对细菌耐药性的影响和经济学评估等因素，综合考虑决定是否预防用抗菌药物。但抗菌药物的预防性应用并不能代替严格的消毒、灭菌技术和精细的无菌操作，也不能代替术中保温和血糖控制等其他预防措施。

1. 清洁手术（Ⅰ类切口）　手术脏器为人体无菌部位，局部无炎症、无损伤，也不涉及呼吸道、消化道、泌尿生殖道等人体与外界相通的器官。手术部位无污染，通常不需预防用抗菌药物。但在下列情况时可考虑预防用药：①手术范围大、手术时间长、污染机会增加；②手术涉及重要脏器，一旦发生感染将造成严重后果者，如头颅手术、心脏手术等；③异物植入手术，如人工心瓣膜植入、永久性心脏起搏器放置、人工关节置换等；④有感染高危因素如高龄、糖尿病、免疫功能低下（尤其是接受器官移植者）、营养不良等患者。

2．清洁-污染手术（Ⅱ类切口）　手术部位存在大量人体寄殖菌群，手术时可能污染手术部位引致感染，故此类手术通常需预防用抗菌药物。

3．污染手术（Ⅲ类切口）　已造成手术部位严重污染的手术。此类手术需预防用抗菌药物。

4．污秽-感染手术（Ⅳ类切口）　在手术前即已开始治疗性应用抗菌药物，术中、术后继续，此不属预防应用范畴。

表1-1　手术切口类别

切口类别	定义
Ⅰ类切口（清洁手术）	手术不涉及炎症区，不涉及呼吸道、消化道、泌尿生殖道等人体与外界相通的器官
Ⅱ类切口（清洁-污染手术）	上、下呼吸道，上、下消化道，泌尿生殖道手术，或经以上器官的手术，如经口咽部手术、胆道手术、子宫全切除术、经直肠前列腺手术，以及开放性骨折或创伤手术等
Ⅲ类切口（污染手术）	造成手术部位严重污染的手术，包括：手术涉及急性炎症但未化脓区域；胃肠道内容物有明显溢出污染；新鲜开放性创伤但未经及时扩创；无菌技术有明显缺陷如开胸、心脏按压者
Ⅳ类切口（污秽-感染手术）	有失活组织的陈旧创伤手术；已有临床感染或脏器穿孔的手术

注：1．本指导原则均采用以上分类，而目前我国在病案首页中将手术切口分为Ⅰ、Ⅱ、Ⅲ类，其Ⅰ类与本指导原则中Ⅰ类同，Ⅱ类相当于本指导原则中Ⅱ、Ⅲ类，Ⅲ类相当于本指导原则中Ⅳ类。参考本指导原则时应注意两种分类的区别。

2．病案首页0类系指体表无切口或经人体自然腔道进行的操作以及经皮腔镜操作，其预防用药参考附表3。

（三）抗菌药物品种选择

1．根据手术切口类别、可能的污染菌种类及其对抗菌药物敏感性、药物能否在手术部位达到有效浓度等综合考虑。

2. 选用对可能的污染菌针对性强、有充分的预防有效的循证医学证据、安全、使用方便及价格适当的品种。

3. 应尽量选择单一抗菌药物预防用药，避免不必要的联合使用。预防用药应针对手术路径中可能存在的污染菌。如心血管、头颈、胸腹壁、四肢软组织手术和骨科手术等经皮肤的手术，通常选择针对金黄色葡萄球菌的抗菌药物。结肠、直肠和盆腔手术，应选用针对肠道革兰阴性菌和脆弱拟杆菌等厌氧菌的抗菌药物。

4. 头孢菌素过敏者，针对革兰阳性菌可用万古霉素、去甲万古霉素、克林霉素；针对革兰阴性杆菌可用氨曲南、磷霉素或氨基糖苷类。

5. 对某些手术部位感染会引起严重后果者，如心脏人工瓣膜置换术、人工关节置换术等，若术前发现有耐甲氧西林金黄色葡萄球菌（MRSA）定植的可能或者该机构 MRSA 发生率高，可选用万古霉素、去甲万古霉素预防感染，但应严格控制用药持续时间。

6. 不应随意选用广谱抗菌药物作为围手术期预防用药。鉴于国内大肠埃希菌对氟喹诺酮类药物耐药率高，应严格控制氟喹诺酮类药物作为外科围手术期预防用药。

7. 常见围手术期预防用抗菌药物的品种选择，见附表 2：抗菌药物在围手术期预防应用的品种选择。

（四）给药方案

1. 给药方法　给药途径大部分为静脉输注，仅有少数为口服给药。

静脉输注应在皮肤、黏膜切开前 0.5～1 小时内或麻醉开始时给药，在输注完毕后开始手术，保证手术部位暴露时局部组织中抗菌药物已达到足以杀灭手术过程中沾染细菌的药物浓度。万古霉素或氟喹诺酮类等由于需输注较长时间，应在手术前 1～2 小时开始给药。

2. 预防用药维持时间　抗菌药物的有效覆盖时间应包括整个手术过程。手术时间较短（<2 小时）的清洁手术前给药一次即可。如手术时间超过 3 小时或超过所用药物半衰期的 2 倍以上，或成人出血量超过 1500ml，术中应追加一次。清洁手术的预防用药时间不超过 24 小时，心脏手术可视情况延长至 48 小时。清洁 - 污染手术和污染手术的预防用药时间亦为 24

小时，污染手术必要时延长至 48 小时。过度延长用药时间并不能进一步提高预防效果，且预防用药时间超过 48 小时，耐药菌感染机会增加。

三、侵入性诊疗操作患者的抗菌药物的预防应用

随着放射介入和内镜诊疗等微创技术的快速发展和普及，我国亟待规范诊疗操作患者的抗菌药物预防应用。根据现有的循证医学证据、国际有关指南推荐和国内专家的意见，对部分常见特殊诊疗操作的预防用药提出了建议，见附表 3：特殊诊疗操作抗菌药物预防应用的建议。

抗菌药物在特殊病理、生理状况患者中应用的基本原则

一、肾功能减退患者抗菌药物的应用（表 1-2）

（一）基本原则

许多抗菌药物在人体内主要经肾排出，某些抗菌药物具有肾毒性，肾功能减退的感染患者应用抗菌药物的原则如下：

1. 尽量避免使用肾毒性抗菌药物，确有应用指征时，严密监测肾功能情况。

2. 根据感染的严重程度、病原菌种类及药敏试验结果等选用无肾毒性或肾毒性较低的抗菌药物。

3. 使用主要经肾排泄的药物，须根据患者肾功能减退程度以及抗菌药物在人体内清除途径调整给药剂量及方法。

（二）抗菌药物的选用及给药方案调整

根据抗菌药物体内过程特点及其肾毒性，肾功能减退时抗菌药物的选用有以下几种情况。

1. 主要由肝胆系统排泄，或经肾脏和肝胆系统同时排出的抗菌药物用于肾功能减退者，维持原治疗量或剂量略减。

2. 主要经肾排泄，药物本身并无肾毒性，或仅有轻度肾毒性的抗菌药物，肾功能减退者可应用，可按照肾功能减退程度（以内生肌酐清除率为准）调整给药方案。

3. 肾毒性抗菌药物避免用于肾功能减退者，如确有指征使用该类药物时，宜进行血药浓度监测，据以调整给药方案，达到个体化给药，疗程中需严密监测患者肾功能。

表1-2　肾功能减退患者抗菌药物的应用

肾功能减退时的应用	抗菌药物				
按原治疗剂量应用	阿奇霉素	头孢哌酮	利福喷丁	卡泊芬净	替硝唑
	多西环素	头孢曲松	利福布汀	米卡芬净	乙胺嘧啶
	米诺环素	莫西沙星	利福昔明	伏立康唑口服制剂	
	克林霉素	利奈唑胺		伊曲康唑口服液	
	氯霉素	替加环素		酮康唑	
	萘夫西林				
轻、中度肾功能减退时按原治疗剂量，重度肾功能减退时减量应用	红霉素	美洛西林	氨苄西林/舒巴坦[1]	环丙沙星	利福平
	克拉霉素	哌拉西林	阿莫西林/克拉维酸[1]	甲硝唑	乙胺丁醇
	苯唑西林		哌拉西林/他唑巴坦[1]	达托霉素[1]	吡嗪酰胺
	氨苄西林		头孢哌酮/舒巴坦[1]	氟康唑	氟胞嘧啶[1]
	阿莫西林				

续表

肾功能减退时的应用	抗菌药物				
轻、中、重度肾功能减退时均需减量应用	青霉素	头孢氨苄	头孢唑肟	亚胺培南	磺胺甲噁唑
	羧苄西林	头孢拉定	头孢噻肟	美罗培南	甲氧苄啶
	替卡西林	头孢呋辛	头孢吡肟	厄他培南	
	阿洛西林	头孢孟多	拉氧头孢	氧氟沙星	
	头孢噻吩	头孢西丁	替卡西林/克拉维酸	左氧氟沙星	
	头孢唑林	头孢他啶	氨曲南	加替沙星	
避免应用，确有指征应用时需在治疗药物浓度监测下或调整给药剂量	庆大霉素	链霉素	万古霉素	两性霉素B去氧胆酸盐[2]	
	妥布霉素	其他氨基糖苷类	去甲万古霉素	伊曲康唑静脉注射液[2,3]	
	奈替米星		替考拉宁	伏立康唑静脉注射液[4]	
	阿米卡星		多黏菌素B		
	卡那霉素		多黏菌素E		
不宜应用	四环素	呋喃妥因	萘啶酸		

注：[1]轻度肾功能减退时按原治疗量，只有严重肾功能减退者需减量。

[2]该药有明显肾毒性，虽肾功能减退者不需调整剂量，但可加重肾损害。

[3]非肾毒性药，因静脉制剂中赋形剂（环糊精）蓄积，当内生肌酐清除率（C_{cr}）<30ml/min时避免应用或改口服。

[4]非肾毒性药，因静脉制剂中赋形剂（环糊精）蓄积，当内生肌酐清除率（C_{cr}）<50ml/min时避免应用或改口服。

4. 接受肾脏替代治疗患者应根据腹膜透析、血液透析和血液滤过对药物的清除情况调整给药方案。

二、肝功能减退患者抗菌药物的应用（表1-3）

肝功能减退时，抗菌药物的选用及剂量调整需要考虑肝功能减退对该类药物体内过程的影响程度，以及肝功能减退时该类药物及其代谢物发生毒性反应的可能性。由于药物在肝脏代谢过程复杂，不少药物的体内代谢过程尚未完全阐明，根据现有资料，肝功能减退时抗菌药物的应用有以下几种情况。

1. 药物主要经肝脏或有相当量经肝脏清除或代谢，肝功能减退时清除减少，并可导致毒性反应的发生，肝功能减退患者应避免使用此类药物，如氯霉素、利福平、红霉素酯化物等。

2. 药物主要由肝脏清除，肝功能减退时清除明显减少，但并无明显毒性反应发生，肝病患者仍可正常应用抗菌药物，但需谨慎，必要时减量给药，治疗过程中需严密监测肝功能。红霉素等大环内酯类（不包括酯化物）、克林霉素、林可霉素等属于此类。

3. 药物经肝、肾两途径清除，肝功能减退者药物清除减少，血药浓度升高，同时伴有肾功能减退的患者血药浓度升高尤为明显，但药物本身的毒性不大。严重肝病患者，尤其肝、肾功能同时减退的患者在使用此类药物时需减量应用。经肾、肝两途径排出的青霉素类、头孢菌素类等均属此种情况。

4. 药物主要由肾排泄，肝功能减退者不需调整剂量。氨基糖苷类、糖肽类抗菌药物等属此类。

三、老年患者抗菌药物的应用

由于老年人组织器官呈生理性退行性变，免疫功能下降，一旦罹患感染，在应用抗菌药物时需注意以下事项。

1. 老年人肾功能呈生理性减退，按一般常用量接受主要经肾排出的抗菌药物时，由于药物自肾排出减少，可导致药物在体内积蓄，血药浓度增高，易发生药物不良反应。因此老年患者，尤其是高龄患者接受主要自肾排出的抗菌药物时，可按轻度肾功能减退减量给药。青霉素类、头孢菌素类和其他 β- 内酰胺类的大多数品种即属此类情况。

表 1-3 肝功能减退患者抗菌药物的应用

肝功能减退时的应用	抗菌药物				
按原治疗量应用	青霉素G	庆大霉素	万古霉素	氧氟沙星	米卡芬净
	头孢唑啉	妥布霉素	去甲万古霉素	左氧氟沙星	
	头孢他啶	阿米卡星	多黏菌素类	诺氟沙星	
		其他氨基糖苷类	达托霉素[1]	利奈唑胺[1]	
严重肝病时减量慎用	哌拉西林	头孢噻吩	替加环素	环丙沙星	伊曲康唑
	阿洛西林	头孢噻肟	甲硝唑	氟罗沙星	伏立康唑[1]
	美洛西林	头孢曲松			卡泊芬净[1]
	羧苄西林	头孢哌酮			
肝病时减量慎用	红霉素	培氟沙星	异烟肼[2]	克林霉素	林可霉素
	红霉素酯化物	两性霉素B	磺胺药	四环素	氯霉素
肝病时避免应用	酮康唑	咪康唑	利福平		

注：[1] 在严重肝功能不全者中的应用目前尚无资料。
[2] 活动性肝病时避免应用。

2．老年患者宜选用毒性低并具杀菌作用的抗菌药物，无用药禁忌者可首选青霉素类、头孢菌素类等β-内酰胺类抗菌药物。氨基糖苷类具有肾、耳毒性，应尽可能避免应用。万古霉素、去甲万古霉素、替考拉宁等药物应在有明确应用指征时慎用，必要时进行血药浓度监测，并据此调整剂量，使给药方案个体化，以达到用药安全、有效的目的。

四、新生儿患者抗菌药物的应用

新生儿期一些重要器官尚未完全发育成熟，在此期间其生长发育随日龄增加而迅速变化，因此新生儿感染使用抗菌药物时需注意以下事项。

1．新生儿期肝、肾均未发育成熟，肝代谢酶的产生不足或缺乏，肾清除功能较差，因此新生儿感染时应避免应用毒性大的抗菌药物，包括主要经肾排泄的氨基糖苷类、万古霉素、去甲万古霉素等，以及主要经肝代谢的氯霉素。确有应用指征时，需进行血药浓度监测，据此调整给药方案，个体化给药，以使治疗安全有效。

2．新生儿期避免应用可能发生严重不良反应的抗菌药物（表1-4）。可影响新生儿生长发育的四环素类、喹诺酮类应避免应用，可导致脑性核黄疸及溶血性贫血的磺胺类药和呋喃类药应避免应用。

3．新生儿期由于肾功能尚不完善，主要经肾排出的青霉素类、头孢菌素类等β-内酰胺类药物需减量应用，以防止药物在体内蓄积导致严重中枢神经系统毒性反应的发生。

4．新生儿的组织器官日益成熟，抗菌药物在新生儿的药动学亦随日龄增长而变化，因此使用抗菌药物时应按日龄调整给药方案。

五、小儿患者抗菌药物的应用

小儿患者在应用抗菌药物时应注意以下几点。

1．氨基糖苷类　该类药物有明显耳、肾毒性，小儿患者应避免应用。临床有明确应用指征且又无其他毒性低的抗菌药物可供选用时，方可选用该类药物，并在治疗过程中严密观察不良反应。有条件者应进行血药浓度监测，根据结果个体化给药。

2．糖肽类　该类药有一定肾、耳毒性，小儿患者仅在有明确指征时方可选用。在治疗过程中应严密观察不良反应，有条件者应进行血药浓度监测，个体化给药。

3．四环素类　可导致牙齿黄染及牙釉质发育不良，不可用于8岁以下小儿。

4．喹诺酮类　由于对骨骼发育可能产生不良影响，该类药物避免用于18岁以下未成年人。

六、妊娠期和哺乳期患者抗菌药物的应用

（一）妊娠期患者抗菌药物的应用

妊娠期抗菌药物的应用需考虑药物对母体和胎儿两方面的影响。

1．对胎儿有致畸或明显毒性作用者，如利巴韦林，妊娠期禁用。

2．对母体和胎儿均有毒性作用者，如氨基糖苷类、四环素类等，妊娠期避免应用；但在有明确应用指征，经权衡利弊，用药时患者的受益大于可能的风险时，也可在严密观察下慎用。氨基糖苷类等抗菌药物有条件时应进行血药浓度监测。

3．药物毒性低，对胎儿及母体均无明显影响，也无致畸作用者，妊娠期感染时可选用。如青霉素类、头孢菌素类等β-内酰胺类抗菌药物。

美国食品和药物管理局（FDA）按照药物在妊娠期应用时的危险性分为A、B、C、D及X类，可供药物选用时参考（表1-5）。

（二）哺乳期患者抗菌药物的应用

哺乳期患者接受抗菌药物后，某些药物可自乳汁分泌，通常母乳中药物含量不高，不超过哺乳期患者每日用药量的1%；少数药物乳汁中分泌量较高，如氟喹诺酮类、四环素类、大环内酯类、氯霉素、磺胺甲噁唑、甲氧苄啶、甲硝唑等。青霉素类、头孢菌素类等β-内酰胺类和氨基糖苷类等在乳汁中含量低。然而无论乳汁中药物浓度如何，均存在对乳儿潜在的影响，并可能出现不良反应，如氨基糖苷类可导致乳儿听力减退，氯霉素可导致乳儿骨髓抑制，磺胺甲噁唑等可致核黄疸和溶血性贫血，四环素类可致乳齿黄染，青霉素类可致过敏反应等。因此治疗哺乳期患者时应避免用氨基糖苷类、喹诺酮类、四环素类、氯霉素、磺胺药等。哺乳期患者应用任何抗菌药物时，均宜暂停哺乳。

表 1-4 新生儿应用抗菌药物后可能发生的不良反应

抗菌药物	不良反应	发生机制
氯霉素	灰婴综合征	肝酶不足，氯霉素与其结合减少，肾排泄功能差，使血游离氯霉素浓度升高
磺胺药	脑性核黄疸	磺胺药替代胆红素与蛋白的结合位置
喹诺酮类	软骨损害（动物）	不明
四环素类	齿及骨骼发育不良，牙齿黄染	药物与钙络合沉积在牙齿和骨骼中
氨基糖苷类	肾、耳毒性	肾清除能力差，有遗传因素，药物浓度等个体差异大
万古霉素	肾、耳毒性	同氨基糖苷类
磺胺药及呋喃类	溶血性贫血	新生儿红细胞中缺乏葡萄糖-6-磷酸脱氢酶

表 1-5　抗微生物药在妊娠期应用时的危险性分类

FDA 分类	抗微生物药				
A. 在孕妇中研究证实无危险性					
B. 动物中研究无危险性，但人类研究资料不充分，或对动物有毒性，但人类研究无危险性	青霉素类	红霉素	两性霉素 B	甲硝唑	扎那米韦
	头孢菌素类	阿奇霉素	特比萘芬	呋喃妥因	阿昔洛韦
	青霉素类 /β- 内酰胺酶抑制剂	克林霉素	利福布丁	吡喹酮	乏昔洛韦
	氨曲南	磷霉素			去羟肌苷
	美罗培南	达托霉素			奈非那韦
	厄他培南				替比夫定
					替诺福韦
C. 动物研究显示毒性，人体研究资料不充分，但用药时可能患者的受益大于危险性	亚胺培南 / 西司他丁	氟康唑	SMZ/TMP	乙胺嘧啶	金刚烷胺
	氯霉素	伊曲康唑	替硝唑	阿苯达唑	金刚乙胺
	克拉霉素	酮康唑	氟喹诺酮类	甲苯达唑	奥塞米韦
	万古霉素	泊沙康唑	利奈唑胺	氯喹	更昔洛韦
	特拉万星	氟胞嘧啶	利福平	甲氟喹	膦甲酸
					司他夫定
					阿巴卡韦

续表

FDA 分类	抗微生物药				
D. 已证实对人类有危险性，但仍可能受益多	多黏菌素 E 氨基糖苷类 四环素类 替加环素	卡泊芬净 阿尼芬净 米卡芬净	利福昔明 异烟肼 吡嗪酰胺 卷曲霉素 氨苯砜	喷他脒 伊维菌素 蒿甲醚/本芴醇 阿托伐醌 氯胍	西多福韦　奈韦拉平 拉米夫定　地拉韦定 阿德福韦　呋地那韦
X. 对人类致畸，危险性大于受益	奎宁 利巴韦林	伏立康唑			沙利度胺

注：1. 妊娠期感染时用药可参考表中分类，权衡用药后患者的受益程度及可能的风险决定。A 类：妊娠期患者可安全使用；B 类：有明确指征时慎用；C 类：在确有应用指征时，充分权衡利弊后决定是否选用；D 类：避免应用，但在确有应用指征且患者受益大于可能的风险时严密观察下慎用；X 类：禁用。

2. 妊娠期患者接受氨基糖苷类、万古霉素、氯霉素、磺胺药、氟胞嘧啶时必须进行血药浓度监测，据以调整给药方案。

3. 下列药物未分类，注明为：夫西地酸无发生问题的报道，乙胺丁醇"安全"，氯法齐明/环丝氨酸"避免使用"，乙硫异烟胺"不使用"。

附表 1 抗菌药物在预防非手术患者某些特定感染中的应用[1]

预防感染种类	预防用药对象	抗菌药物选择
风湿热复发	①风湿性心脏病患者 ②经常发生链球菌咽峡炎或风湿热的儿童及成人	苄星青霉素 青霉素 V
感染性心内膜炎	心内膜炎高危患者[2]，在接受牙科或口腔操作前	阿莫西林或氨苄西林；青霉素过敏者用克林霉素
流行性脑脊髓膜炎	流脑流行时，①托儿所、部队、学校中的密切接触者；②患者家庭中的儿童	利福平（孕妇不用） 环丙沙星（限成人） 头孢曲松
流感嗜血杆菌脑膜炎	①患者家庭中未经免疫接种的≤4 岁儿童 ②有发病的幼托机构中≤2 岁未经免疫的儿童 ③幼托机构在 60 天内发生 2 例以上患者，且入托对象未接种疫苗时，应对入托对象和全部工作人员预防用药	利福平（孕妇不用）

续表

预防感染种类	预防用药对象	抗菌药物选择
脾切除后/功能无脾者菌血症	①脾切除后儿童	定期接种肺炎链球菌、B型流感嗜血杆菌疫苗和四价脑膜炎奈瑟菌疫苗
		5岁以下儿童：每日阿莫西林或青霉素V口服，直到满5岁
		5岁以上儿童：每日青霉素口服，至少1年
	②患镰状细胞贫血和地中海贫血的儿童（属于脾功能无脾）	根据年龄定期接种上述疫苗
		5岁以下儿童：每日青霉素V口服，直到满5岁
		5岁以上儿童：每日青霉素V口服，有人建议至少用药至18岁
		出现发热时可予阿莫西林/克拉维酸或甲氧苄啶
		青霉素过敏者可予磺胺甲噁唑/甲氧苄啶（SMZ/TMP）或克拉霉素
新生儿淋病奈瑟菌或衣原体眼炎	每例新生儿	四环素或红霉素眼药水滴眼
肺孢子菌病	①艾滋病患者 CD_4 细胞计数<200/mm³ 者	SMZ/TMP
	②造血干细胞移植及实体器官移植受者	
百日咳	主要为与百日咳患者密切接触的幼儿和年老体弱者	红霉素

续表

预防感染种类	预防用药对象	抗菌药物选择
新生儿B组溶血性链球菌（GBS）感染	①孕妇有 GBS 菌尿症	青霉素 G
	②妊娠 35～37 周阴道和肛拭培养筛查有 GBS 寄殖	氨苄西林
	③孕妇有以下情况之一者：<37 周早产；羊膜早破≥18 小时；围产期发热，体温 38℃以上者；以往出生的新生儿有该菌感染史者	青霉素过敏但发生过敏性休克危险性小者：头孢唑林 青霉素过敏，有发生过敏性休克危险性者：克林霉素或红霉素
实验室相关感染	实验室工作者不慎暴露于布鲁菌	
	高危者（接触量多）	多西环素＋利福平
	低危者（接触量少）	每周 2 次血清试验，转阳时开始用药，方案同上
	妊娠妇女	SMZ/TMP±利福平
	实验室工作者暴露于鼠疫耶尔森菌	多西环素或 SMZ/TMP

注：[1]疟疾、甲型流感、巨细胞病毒感染、对乙型或丙型病毒性肝炎或其他血或体液组织的职业暴露等发生虫或病毒感染时亦有预防用药指征，未包括在本表内。

[2]高危患者：进行任何损伤牙龈组织、牙周区域或口腔黏膜操作伴有以下情况：①人工瓣膜；②既往有感染性心内膜炎病史；③心脏移植术后发生的瓣膜病变；④先天性心脏病合并以下情况：未纠正的发绀型先心病（包括姑息分流术，通过导管或手术途径植入异物或装置的先心手术后的前 6 个月，先心缺损修补术植入补片片后仍有残留缺损及分流。

附表 2　抗菌药物在围手术期预防应用的品种选择[1,2]

手术名称	切口类别	可能的污染菌	抗菌药物选择
脑外科手术（清洁，无植入物）	I	金黄色葡萄球菌，凝固酶阴性葡萄球菌	第一、二代头孢菌素[3]，MRSA 感染高发医疗机构的高危患者可用（去甲）万古霉素
脑外科手术（经鼻窦、鼻腔、口咽部手术）	II	金黄色葡萄球菌，链球菌属，口咽部厌氧菌（如消化链球菌）	第一、二代头孢菌素[3]±甲硝唑[5]，或克林霉素+庆大霉素
脑脊液分流术	I	金黄色葡萄球菌，凝固酶阴性葡萄球菌	第一、二代头孢菌素[3]，MRSA 感染高发医疗机构的高危患者可用（去甲）万古霉素
脊髓手术	I	金黄色葡萄球菌，凝固酶阴性葡萄球菌	第一、二代头孢菌素[3]
眼科手术（如白内障、青光眼或角膜移植、泪囊手术、眼穿通伤）	I、II	金黄色葡萄球菌，凝固酶阴性葡萄球菌	局部应用妥布霉素或左氧氟沙星等
头颈部手术（恶性肿瘤，不经口咽部黏膜）	I	金黄色葡萄球菌，凝固酶阴性葡萄球菌	第一、二代头孢菌素[3]
头颈部手术（经口咽部黏膜）	II	金黄色葡萄球菌，链球菌属，口咽部厌氧菌（如消化链球菌）	第一、二代头孢菌素[3]±甲硝唑[5]，或克林霉素+庆大霉素

续表

手术名称	切口类别	可能的污染菌	抗菌药物选择
颌面外科（下颌骨折切开复位或内固定，面部整形术有移植物手术，正颌手术）	I	金黄色葡萄球菌，凝固酶阴性葡萄球菌	第一、二代头孢菌素[3]
耳鼻喉科（复杂性鼻中隔鼻成形术，包括移植）	II	金黄色葡萄球菌，凝固酶阴性葡萄球菌	第一、二代头孢菌素[3]
乳腺手术（乳腺癌，乳房成形术，有植入物如乳房重建术）	I	金黄色葡萄球菌，凝固酶阴性葡萄球菌，链球菌属	第一、二代头孢菌素[3]
胸外科手术（食管，肺）	II	金黄色葡萄球菌，凝固酶阴性葡萄球菌，肺炎链球菌，革兰阴性杆菌	第一、二代头孢菌素[3]
心血管手术（腹主动脉重建，下肢手术切口涉及腹股沟，任何血管手术植入人工假体或异物，心脏手术，安装永久性心脏起搏器）	I	金黄色葡萄球菌，凝固酶阴性葡萄球菌	第一、二代头孢菌素[3]，MRSA 感染高发医疗机构的高危患者可用（去甲）万古霉素[3]
肝、胆系统及胰腺手术	II、III	革兰阴性杆菌，厌氧菌（如脆弱拟杆菌）	第一、二代头孢菌素或头孢曲松[3]±[5]甲硝唑，或头霉素类

续表

手术名称	切口类别	可能的污染菌	抗菌药物选择
胃、十二指肠、小肠手术	II、III	革兰阴性杆菌，链球菌，口咽部厌氧菌（如消化链球菌）	第一、二代头孢菌素[3]，或头霉素类
结肠、直肠、阑尾手术	II、III	革兰阴性杆菌，厌氧菌（如脆弱拟杆菌）	第一、二代头孢菌素[3]±甲硝唑[5]，或头霉素，或头孢曲松±甲硝唑[5] 氟喹诺酮类[4]
经直肠前列腺活检	II	革兰阴性杆菌	氟喹诺酮类[4]
泌尿外科手术：进入泌尿道或经阴道的手术（经尿道膀胱肿瘤或前列腺切除术、异体植入及取出、切开造口、支架的植入及取出）及经皮肾镜手术	II	革兰阴性杆菌	第一、二代头孢菌素[3]，或氟喹诺酮类[4]
泌尿外科手术：涉及肠道的手术	II	革兰阴性杆菌，厌氧菌	第一、二代头孢菌素[3]，或氨基糖苷类+甲硝唑
有假体植入的泌尿系统手术	II	葡萄球菌属，革兰阴性杆菌	第一、二代头孢菌素[3]+氨基糖苷类，或万古霉素
经阴道或经腹腔子宫切除术	II	革兰阴性杆菌，肠球菌属，B组链球菌，厌氧菌	第一、二代头孢菌素[3]（经阴道手术加用甲硝唑）[3]，或头霉素类

续表

手术名称	切口类别	可能的污染菌	抗菌药物选择
腹腔镜子宫肌瘤剔除术（使用举宫器）	II	革兰阴性杆菌，肠球菌属，B组链球菌，厌氧菌	第一、二代头孢菌素[3]±[5]甲硝唑，或头霉素类
羊膜早破或剖宫产术	II	革兰阴性杆菌，肠球菌属，B组链球菌，厌氧菌	第一、二代头孢菌素[3]±[5]甲硝唑
人工流产-刮宫术引产术	II	革兰阴性杆菌，肠球菌属，链球菌，厌氧菌（如脆弱拟杆菌）	第一、二代头孢菌素[3]±[5]甲硝唑，或多西环素
会阴撕裂修补术	II、III	革兰阴性杆菌，肠球菌属，链球菌属，厌氧菌（如脆弱拟杆菌）	第一、二代头孢菌素[3]±[5]甲硝唑
皮瓣转移术（游离或带蒂）或植皮术	II	金黄色葡萄球菌，凝固酶阴性葡萄球菌，链球菌属，革兰阴性菌	第一、二代头孢菌素[3]
关节置换成形术、截骨、骨内固定术、腔隙植骨术、脊柱术（应用或应用不用植入物、内固定物）	I	金黄色葡萄球菌，凝固酶阴性葡萄球菌，链球菌属	第一、二代头孢菌素[3]，MRSA感染高发医疗机构的高危患者可用（去甲）万古霉素
外固定架入术	II	金黄色葡萄球菌，凝固酶阴性葡萄球菌，链球菌属	第一、二代头孢菌素[3]

续表

手术名称	切口类别	可能的污染菌	抗菌药物选择
截肢术	I、II	金黄色葡萄球菌，凝固酶阴性葡萄球菌，链球菌属，革兰阴性菌，厌氧菌	第一、二代头孢菌素[3]±[5]甲硝唑
开放骨折内固定术	II	金黄色葡萄球菌，凝固酶阴性葡萄球菌，链球菌属，革兰阴性菌，厌氧菌	第一、二代头孢菌素[3]±[5]甲硝唑

注：[1] 所有清洁手术通常不需要预防用药，仅在有前述特定指征时使用。

[2] 胃十二指肠手术，肝胆系统手术，结肠和直肠手术，阑尾手术，II或III类切口的妇产科手术，如果患者对β-内酰胺类抗菌药物过敏，可用克林霉素+氨基糖苷类，或氨基糖苷类+甲硝唑。

[3] 有循证医学证据的第一代头孢菌素主要为头孢唑林，第二代头孢菌素主要为头孢呋辛。

[4] 我国大肠埃希菌对氟喹诺酮类耐药率高，预防应用需严加限制。

[5] 表中"±"是指两种及两种以上药物可联合应用，或可不联合应用。

附表 3　特殊诊疗操作抗菌药物预防应用的建议

诊疗操作名称	预防用药建议	推荐药物
血管（包括冠状动脉）造影术、成形术、支架植入术及导管内溶栓术	不推荐常规预防用药。对于 7 天内再次行血管介入手术者、需要留置导管或导管鞘超过 24 小时者，则应预防用药	第一代头孢菌素
主动脉内支架植入术	高危患者建议使用 1 次	第一代头孢菌素
下腔静脉滤器植入术	不推荐预防用药	
先天性心脏病封堵术	建议使用 1 次	第一代头孢菌素
心脏射频消融术	建议使用 1 次	第一代头孢菌素
血管畸形、动脉瘤、血管栓塞术	通常不推荐，除非存在皮肤坏死	第一代头孢菌素
脾动脉、肾动脉栓塞术	建议使用，用药时间不超过 24 小时	第一代头孢菌素
肝动脉化疗栓塞（TACE）	建议使用，用药时间不超过 24 小时	第一、二代头孢菌素 ± 甲硝唑
肾、肺或其他（除肝外）肿瘤化疗栓塞	不推荐预防用药	
子宫肌瘤 - 子宫动脉栓塞术	不推荐预防用药	
食管静脉曲张硬化治疗	建议使用，用药时间不超过 24 小时	第一、二代头孢菌素 头孢菌素过敏患者可考虑氟喹诺酮类
经颈静脉肝内门腔静脉分流术（TIPS）	建议使用，用药时间不超过 24 小时	氨苄西林 / 舒巴坦或阿莫西林 / 克拉维酸
肿瘤的物理消融术（包括射频、微波和冷冻等）	不推荐预防用药	
经皮椎间盘摘除术及臭氧、激光消融术	建议使用	第一、二代头孢菌素

续表

诊疗操作名称	预防用药建议	推荐药物
经内镜逆行胰胆管造影（ERCP）	建议使用 1 次	第二代头孢菌素或头孢曲松
经皮肝穿刺胆道引流或支架植入术	建议使用	第一、二代头孢菌素，或头霉素类
内镜黏膜下剥离术（ESD）	一般不推荐预防用药；如为感染高危切除（大面积切除，术中穿孔等）建议用药时间不超过 24 小时	第一、二代头孢菌素
经皮内镜胃造瘘置管	建议使用，用药时间不超过 24 小时	第一、二代头孢菌素
输尿管镜和膀胱镜检查，尿动力学检查；震波碎石术	术前尿液检查无菌者，通常不需预防用药。但对于高龄、免疫缺陷状态、存在解剖异常等高危因素者，可予预防用药	氟喹诺酮类，或SMZ/TMP，或第一、二代头孢菌素，或氨基糖苷类
腹膜透析管植入术	建议使用 1 次	第一代头孢菌素
隧道式血管导管或药盒置入术	不推荐预防用药	
淋巴管造影术	建议使用 1 次	第一代头孢菌素

注：1. 操作前半小时静脉给药。

2. 手术部位感染预防用药有循证医学证据的第一代头孢菌素主要为头孢唑林，第二代头孢菌素主要为头孢呋辛。

3. 我国大肠埃希菌对氟喹诺酮类耐药率高，预防应用应严加限制。

第二部分

抗菌药物临床应用管理

抗菌药物临床应用管理的宗旨,是根据《抗菌药物临床应用管理办法》的要求,通过科学化、规范化、常态化的管理,促进抗菌药物合理使用,减少和遏制细菌耐药,安全、有效、经济地治疗患者。

一、医疗机构建立抗菌药物临床应用管理体系

各级医疗机构应建立抗菌药物临床应用管理体系,制定符合本机构实际情况的抗菌药物临床合理应用的管理制度。制度应明确医疗机构负责人和各临床科室负责人在抗菌药物临床应用管理的责任,并将其作为医院评审、科室管理和医疗质量评估的考核指标,确保抗菌药物临床应用管理得到有效的行政支持。

(一)设立抗菌药物管理工作组

医疗机构应由医务、感染、药学、临床微生物、医院感染管理、信息、质量控制、护理等多学科专家组成抗菌药物管理工作组,多部门、多学科共同合作,各部门职责、分工明确,并明确管理工作的牵头单位。

(二)建设抗菌药物临床应用管理专业技术团队

医疗机构应建立包括感染性疾病、药学(尤其临床药学)、临床微生物、医院感染管理等相关专业人员组成的专业技术团队,为抗菌药物临床应用管理提供专业技术支持,对临床科室抗菌药物临床应用进行技术指导和咨询,为医务人员和下级医疗机构提供抗菌药物临床应用相关专业培训。不具备条件的医疗机构应与邻近医院合作,通过聘请兼职感染科医师、临床药师,共享微生物诊断平台等措施,弥补抗菌药物临床应用管理专业技术力量的不足。

(三)制定抗菌药物供应目录和处方集

医疗机构应按照《抗菌药物临床应用管理办法》的要求,严格控制抗菌药物供应目录的品种、品规数量。抗菌药物购用品

种遴选应以"优化结构、确保临床合理需要"为目标，保证抗菌药物类别多元化，在同类产品中择优选择抗菌活性强、药动学特性好、不良反应少、性价比优、循证医学证据多和权威指南推荐的品种。同时应建立对抗菌药物供应目录定期评估、调整制度，及时清退存在安全隐患、疗效不确定、耐药严重、性价比差和频发违规使用的抗菌药物品种或品规。临时采购抗菌药物供应目录之外品种应有充分理由，并按相关制度和程序备案。

（四）制订感染性疾病诊治指南

根据本《指导原则》，各临床科室应结合本地区、本医疗机构病原构成及细菌耐药监测数据，制定或选用适合本机构感染性疾病诊治与抗菌药物应用指南，并定期更新，科学引导抗菌药物临床合理应用。

（五）抗菌药物临床应用监测

1. 抗菌药物临床应用基本情况调查。医疗机构应每月对院、科两级抗菌药物临床应用情况开展调查。项目包括：①住院患者抗菌药物使用率、使用强度和特殊使用级抗菌药物使用率、使用强度；②Ⅰ类切口手术抗菌药物预防使用率和品种选择，给药时机和使用疗程合理率；③门诊抗菌药物处方比例、急诊抗菌药物处方比例；④抗菌药物联合应用情况；⑤感染患者微生物标本送检率；⑥抗菌药物品种、剂型、规格、使用量、使用金额，抗菌药物占药品总费用的比例；⑦分级管理制度的执行情况；⑧其他反映抗菌药物使用情况的指标；⑨临床医师抗菌药物使用合理性评价。

2. 医疗机构应按国家卫生计生委抗菌药物临床应用监测技术方案，定期向全国抗菌药物临床应用监测网报送本机构相关抗菌药物临床应用数据信息。

（六）信息化管理

医疗机构应当充分利用信息化管理手段，通过信息技术实施抗菌药物临床应用管理，抗菌药物临床应用的信息化管理体现在以下几方面。

1. 抗菌药物管理制度、各类临床指南、监测数据等相关信息的发布。

2. 抗菌药物合理应用与管理的网络培训与考核。

3. 实现医师抗菌药物处方权限和药师抗菌药物处方调剂资格管理。

4. 对处方者提供科学的实时更新的药品信息。

5. 通过实施电子处方系统，整合患者病史、临床微生物检查报告、肝肾功能检查结果、药物处方信息和临床诊治指南等形成电子化抗菌药物处方系统，根据条件自动过滤出不合理使用的处方、医嘱；辅助药师按照《处方管理办法》进行处方、医嘱的审核，促进合理用药。

6. 加强医嘱管理，实现抗菌药物临床应用全过程控制。控制抗菌药物使用的品种、时机和疗程等，做到抗菌药物处方开具和执行的动态监测。

7. 实现院、科两级抗菌药物使用率、使用强度等指标信息化手段实时统计、分析、评估和预警。

二、抗菌药物临床应用实行分级管理

抗菌药物临床应用的分级管理是抗菌药物管理的核心策略，有助于减少抗菌药物过度使用，降低抗菌药物选择性压力，延缓细菌耐药性上升趋势。医疗机构应当建立健全抗菌药物临床应用分级管理制度，按照"非限制使用级"、"限制使用级"和"特殊使用级"的分级原则，明确各级抗菌药物临床应用的指征，落实各级医师使用抗菌药物的处方权限。

（一）抗菌药物分级原则

根据安全性、疗效、细菌耐药性、价格等因素，将抗菌药物分为三级。

1. 非限制使用级　经长期临床应用证明安全、有效，对病原菌耐药性影响较小，价格相对较低的抗菌药物。应是已列入基本药物目录，《国家处方集》和《国家基本医疗保险、工伤保险和生育保险药品目录》收录的抗菌药物品种。

2. 限制使用级　经长期临床应用证明安全、有效，对病原菌耐药性影响较大，或者价格相对较高的抗菌药物。

3. 特殊使用级　具有明显或者严重不良反应，不宜随意使用；抗菌作用较强、抗菌谱广，经常或过度使用会使病原菌过快产生耐药的；疗效、安全性方面的临床资料较少，不优于现用药物的；新上市的，在适应证、疗效或安全性方面尚需进一步考证的、价格昂贵的抗菌药物。

（二）抗菌药物分级管理目录的制定

由于不同地区社会经济状况、疾病谱、细菌耐药性的差异，各省级卫生计生行政主管部门制定抗菌药物分级管理目录时，应结合本地区实际状况，在三级医院和二级医院的抗菌药物分级管理上应有所区别。各级、各类医疗机构应结合本机构的情况，根据省级卫生计生行政主管部门制定的抗菌药物分级管理目录，制定本机构抗菌药物供应目录，并向核发其《医疗机构执业许可证》的卫生行政主管部门备案。

（三）处方权限与临床应用

1. 根据《抗菌药物临床应用管理办法》规定，二级以上医院按年度对医师和药师进行抗菌药物临床应用知识和规范化管理的培训，按专业技术职称授予医师相应处方权和药师抗菌药物处方调剂资格。

2. 临床应用抗菌药物应遵循本《指导原则》，根据感染部位、严重程度、致病菌种类以及细菌耐药情况、患者病理生理特点、药物价格等因素综合考虑，参照"各类细菌性感染的治疗原则及病原治疗"，对轻度与局部感染患者应首先选用非限制使用级抗菌药物进行治疗；严重感染、免疫功能低下者合并感染或病原菌只对限制使用级或特殊使用级抗菌药物敏感时，可选用限制使用级或特殊使用级抗菌药物治疗。

3. 特殊使用级抗菌药物的选用应从严控制。临床应用特殊使用级抗菌药物应当严格掌握用药指征，经抗菌药物管理工作机构指定的专业技术人员会诊同意后，按程序由具有相应处方权医师开具处方。

（1）特殊使用级抗菌药物会诊人员应由医疗机构内部授权，具有抗菌药物临床应用经验的感染性疾病科、呼吸科、重症医学科、微生物检验科、药学部门等具有高级专业技术职务任职资格的医师和抗菌药物等相关专业临床药师担任。

（2）特殊使用级抗菌药物不得在门诊使用。

（3）有下列情况之一可考虑越级应用特殊使用级抗菌药物：①感染病情严重者；②免疫功能低下患者发生感染时；③已有证据表明病原菌只对特殊使用级抗菌药物敏感的感染。使用时间限定在 24 小时之内，其后需要补办审办手续并由具有处方权限的医师完善处方手续。

三、病原微生物检测

（一）加强病原微生物检测工作，提高病原学诊断水平

医师应根据临床微生物标本检测结果合理选用抗菌药物，因此需要不断提高微生物标本尤其无菌部位标本的送检率和标本合格率，重视临床微生物（科）室规范化建设，提高病原学诊断的能力、效率和准确性。促进目标治疗、减少经验治疗，以达到更有针对性的治疗目的。

符合质量管理标准的临床微生物（科）室，应具备以下条件：①检测项目涵盖细菌、真菌、病毒、非典型病原体、寄生虫等；②配备相应设备及专业技术人员；③制定临床微生物检验标本采集、细菌鉴定和药敏试验等环节的质量控制流程规范；④正确开展病原微生物的形态学检查、分离、培养、鉴定和抗菌药物敏感性试验，采用先进技术，做好病原微生物快速检测和鉴定工作，及时报告结果并加以正确解释；⑤定期参加国家或省、市级临床检验中心组织的微生物室间质控；⑥符合生物安全管理有关规定。

（二）细菌耐药监测

医疗机构、地区和全国性的细菌耐药监测有助于掌握临床重要病原菌对抗菌药物的敏感性，为抗感染经验治疗、耐药菌感染防控、新药开发以及抗菌药物的遴选提供依据。医疗机构的临床微生物（科）室应对本医疗机构常见病原微生物（重点为细菌）的耐药性进行动态监测，在机构内定期公布监测数据并检测数据，定期报送地区和全国细菌耐药监测网。

临床微生物（科）室应按照所在机构细菌耐药情况，设定重点监测耐药菌，定期向临床科室发布耐药警示信息，并与抗菌药物管理工作组和医院感染管理科协作开展预防控制工作。抗菌药物临床应用管理工作组应根据本机构监测结果提出各类病原菌感染治疗的抗菌药物品种选择建议，优化临床抗菌药物治疗方案。

四、注重综合措施，预防医院感染

医院感染是影响抗菌药物过度使用与细菌耐药性增长恶性循环的重要因素。抗菌药物管理工作组应与医院感染管理科密切合作，制定手术部位感染、导管相关血流感染、呼吸机相关肺炎、导尿管相关尿路感染等各类医院感染的预防制度，纠正过度依赖抗菌药物预防感染的理念和医疗行为。通过加强全院控制感染的环节管理，如手卫生管理、加强无菌操作、消毒隔离和耐药菌防控、缩短术前住院时间、控制基础疾病、纠正营养不良和低蛋白血症、控制患者术中血糖水平、重视手术中患者保温等综合措施，降低医院感染的发生率，减少抗菌药物过度的预防应用。

五、培训、评估和督查

（一）加强各级人员抗菌药物临床应用和管理培训

医疗机构应强化对医师、药师等相关人员的培训，提倡遵循本《指导原则》和基于循证医学证据的感染性疾病诊治指南，严格掌握抗菌药物尤其联合应用的适应证，争取目标治疗，减少经验治疗，确保抗菌药物应用适应证、品种选择、给药途径、剂量和疗程对患者是适宜的。

（二）评估抗菌药物使用合理性

1. 根据医疗机构实际情况及各临床科室不同专业特点，科学设定医院和科室的抗菌药物临床应用控制指标，对抗菌药物使用趋势进行分析。

2. 重视抗菌药物处方、医嘱的专项点评。抗菌药物管理工作组应组织感染、临床微生物、药学等相关专业技术人员组成点评小组，结合医院实际情况设定点评目标，重点关注特殊使用级抗菌药物、围手术期（尤其是Ⅰ类切口手术）的预防用药以及重症医学科、感染科、血液科、外科、呼吸科等科室抗菌药物应用情况。

（三）反馈与干预

根据点评结果对不合理使用抗菌药物的突出问题在全院范围内进行通报，对责任人进行告知，对问题频发的责任人，按照有关法律法规和《抗菌药物临床应用管理办法》规定进行处罚。

1. 抗菌药物管理工作组应根据处方点评结果，研究制定针对性的临床用药质量管理等药事管理改进措施，并责成相关部门和科室予以落实。

2. 抗菌药物管理工作组应对存在问题的相关科室、个人进行重点监测以跟踪其改进情况，通过监测 - 反馈 - 干预 - 追踪模式，促进抗菌药物临床应用的持续改进。

（四）加强监督检查

卫生计生行政部门应当将医疗机构抗菌药物临床应用情况纳入医疗机构考核指标体系；将抗菌药物临床应用情况作为医疗机构定级、评审、评价的重要指标。各级卫生计生行政部门应当建立抗菌药物临床应用情况公布和诚勉谈话制度，对本行政区域内医疗机构抗菌药物使用量、使用率和使用强度等情况进行监测，定期向本行政区域进行社会公布，并报上级卫生计生行政部门备案；县级以上地方卫生计生行政部门负责对辖区内包括乡镇卫生院（村卫生室）、社区卫生服务中心（站）抗菌药物临床应用使用量、使用率等情况进行监控，并予以公示。

第三部分

各类抗菌药物的适应证和注意事项

青 霉 素 类

青霉素类可分为：①主要作用于革兰阳性菌的青霉素，如青霉素 G、普鲁卡因青霉素、苄星青霉素、青霉素 V。②耐青霉素酶青霉素，如苯唑西林、氯唑西林、氟氯西林等。③广谱青霉素，包括：①对部分肠杆菌科细菌有抗菌活性，如氨苄西林、阿莫西林；②对多数革兰阴性杆菌包括铜绿假单胞菌具抗菌活性，如哌拉西林、阿洛西林、美洛西林。

【适应证】

1. 青霉素 青霉素适用于 A 组溶血性链球菌、肺炎链球菌等革兰阳性球菌所致的感染，包括血流感染、脑膜炎、肺炎、咽炎、扁桃体炎、中耳炎、猩红热、丹毒等，也可用于治疗草绿色链球菌和肠球菌心内膜炎，以及破伤风、气性坏疽、炭疽、白喉、流行性脑脊髓膜炎、李斯特菌病、鼠咬热、梅毒、淋病、雅司、回归热、钩端螺旋体病、樊尚咽峡炎、放线菌病等。青霉素尚可用于风湿性心脏病或先天性心脏病患者进行某些操作或手术时，预防心内膜炎发生。

普鲁卡因青霉素的抗菌谱与青霉素 G 基本相同，供肌内注射，对敏感细菌的有效浓度可持续 24 小时。适用于敏感细菌所致的轻症感染。

苄星青霉素的抗菌谱与青霉素 G 相仿，为长效制剂，肌内注射 120 万单位后血中低浓度可维持 4 周。本药用于治疗 A 组溶血性链球菌咽炎及扁桃体炎，预防 A 组溶血性链球菌感染引起的风湿热；本药亦可用于治疗梅毒。

青霉素 V 对酸稳定，可口服。抗菌作用较青霉素 G 为差，适用于敏感革兰阳性球菌引起的轻症感染。

2. 耐青霉素酶青霉素类　本类药物抗菌谱与青霉素 G 相仿，但抗菌作用较差，对青霉素酶稳定；因产酶而对青霉素耐药的葡萄球菌对本类药物敏感，但甲氧西林耐药葡萄球菌对本类药物耐药。主要适用于产青霉素酶的甲氧西林敏感葡萄球菌感染，如血流感染、心内膜炎、肺炎、脑膜炎、骨髓炎、皮肤及软组织感染等。肺炎链球菌、A 组溶血性链球菌或青霉素敏感葡萄球菌感染则不宜采用。

3. 广谱青霉素类　氨苄西林与阿莫西林的抗菌谱较青霉素 G 为广，对革兰阳性球菌作用与青霉素 G 相仿，对部分革兰阴性杆菌亦具抗菌活性。本类药物适用于敏感细菌所致的呼吸道感染、尿路感染、胆道感染、皮肤及软组织感染、脑膜炎、血流感染、心内膜炎等。氨苄西林为肠球菌、李斯特菌感染的首选用药。

哌拉西林、阿洛西林和美洛西林对革兰阴性杆菌的抗菌谱较氨苄西林为广，抗菌作用也较强。除对部分肠杆菌科细菌外，对铜绿假单胞菌亦有良好抗菌作用，适用于肠杆菌科细菌及铜绿假单胞菌所致的呼吸道感染、尿路感染、胆道感染、腹腔感染、皮肤及软组织感染等。

【注意事项】

1. 对青霉素 G 或青霉素类抗菌药物过敏者禁用本品。

2. 无论采用何种给药途径，用青霉素类抗菌药物前必须详细询问患者有无青霉素类过敏史、其他药物过敏史及过敏性疾病史，并须先做青霉素皮肤试验。

3. 青霉素钾盐不可快速静脉注射。

4. 青霉素可安全地应用于孕妇；少量本品可经乳汁排出，哺乳期妇女应用青霉素时应停止哺乳。

5. 老年人肾功能呈轻度减退，本品主要经肾脏排出，故治疗老年患者感染时宜适当减量应用。

头孢菌素类

头孢菌素类根据其抗菌谱、抗菌活性、对 β- 内酰胺酶的稳定性以及肾毒性的不同，目前分为四代。第一代头孢菌素主要作用于需氧革兰阳性球菌，仅对少数革兰阴性杆菌有一定抗菌活性；常用的注射剂有头孢唑林、头孢拉定等，口服制剂有头孢拉定、头孢氨苄和头孢羟氨苄等。第二代头孢菌素对革兰阳性球菌的活性与第一代相仿或略差，对部分革兰阴性杆菌亦具有抗菌活性；注射剂有头孢呋辛、头孢替安等，口服制剂有头孢克洛、头孢呋辛酯和头孢丙烯等。第三代头孢菌素对肠杆菌科细菌等革兰阴性杆菌具有强大抗菌作用，头孢他啶和头孢哌酮除肠杆菌科细菌外，对铜绿假单胞菌亦具较强抗菌活性；注射品种有头孢噻肟、头孢曲松、头孢他啶、头孢哌酮等，口服品种有头孢克肟和头孢泊肟酯等，口服品种对铜绿假单胞菌均无作用。第四代头孢菌素常用者为头孢吡肟，对肠杆菌科细菌作用与第三代头孢菌素大致相仿，其中对阴沟肠杆菌、产气肠杆菌、柠檬酸菌属等部分菌株作用优于第三代头孢菌素，对铜绿假单胞菌的作用与头孢他啶相仿，对革兰阳性球菌的作用较第三代头孢菌素略强。

【适应证】

1．第一代头孢菌素　注射剂代表品种为头孢唑林。主要适用于甲氧西林敏感葡萄球菌、A组溶血性链球菌和肺炎链球菌等所致的上、下呼吸道感染，尿路感染，血流感染，心内膜炎，骨、关节感染及皮肤及软组织感染等；亦可用于流感嗜血杆菌、奇异变形杆菌、大肠埃希菌敏感株所致的尿路感染以及肺炎等。头孢唑林常作为外科手术预防用药。

头孢拉定、头孢氨苄等口服制剂的抗菌作用较头孢唑林为差，主要适用于治疗敏感菌所致的轻症病例。

2．第二代头孢菌素　注射剂代表品种为头孢呋辛。主要用于治疗甲氧西林敏感葡萄球菌、链球菌属、肺炎链球菌等革兰阳性球菌，以及流感嗜血杆菌、大肠埃希菌、奇异变形杆菌等中的敏感株所致的呼吸道感染、尿路感染、皮肤及软组织感染、血流感染、骨关节感染和腹腔、盆腔感染。用于腹腔感染和盆腔感染时需与抗厌氧菌药合用。头孢呋辛也是常用围手术期预防用药物。

头孢克洛、头孢呋辛酯、头孢丙烯等口服制剂，主要适用于上述感染中的轻症病例。

3．第三代头孢菌素　主要品种有头孢噻肟、头孢曲松、头孢他啶、头孢哌酮。适用于敏感肠杆菌科细菌等革兰阴性杆菌所致严重感染，如下呼吸道感染、血流感染、腹腔感染、肾盂肾炎和复杂性尿路感染、盆腔炎性疾病、骨关节感染、复杂性皮肤及软组织感染、中枢神经系统感染等。治疗腹腔、盆腔感染时需与抗厌氧菌药（如甲硝唑）合用。头孢噻肟、头孢曲松尚可用于 A 组溶血性链球菌、草绿色链球菌、肺炎链球菌、甲氧西林敏感葡萄球菌所致的各种感染。头孢他啶、头孢哌酮尚可用于铜绿假单胞菌所致的各种感染。

第三代口服头孢菌素主要用于治疗敏感菌所致轻、中度感染，也可用于经第三代头孢菌素注射剂治疗后的序贯治疗；但需注意第三代口服头孢菌素均不宜用于铜绿假单胞菌和其他非发酵菌的感染。

4. 第四代头孢菌素　抗菌谱和临床适应证与第三代头孢菌素相似，可用于对第三代头孢菌素耐药而对其敏感的产气肠杆菌、阴沟肠杆菌、沙雷菌属等细菌所致感染，亦可用于中性粒细胞缺乏伴发热患者的经验治疗。

所有头孢菌素类对甲氧西林耐药葡萄球菌、肠球菌属抗菌作用均差，故不宜选用于治疗上述细菌所致感染。

【注意事项】

1. 禁用于对任何一种头孢菌素类抗菌药物有过敏史及有青霉素过敏性休克史的患者。

2. 用药前必须详细询问患者既往有否对头孢菌素类、青霉素类或其他药物的过敏史。有青霉素类、其他 β- 内酰胺类及其他药物过敏史的患者，有明确应用指征时应谨慎使用本类药物。在用药过程中一旦发生过敏反应，须立即停药。如发生过敏性休克，须立即就地抢救并予以肾上腺素等相关治疗。

3. 本类药物多数主要经肾脏排泄，中度以上肾功能不全患者应根据肾功能适当调整剂量。中度以上肝功能减退时，头孢哌酮、头孢曲松可能需要调整剂量。

4. 氨基糖苷类和第一代头孢菌素注射剂合用可能加重前者的肾毒性，应注意监测肾功能。

5. 头孢哌酮可导致低凝血酶原血症或出血，合用维生素 K 可预防出血；本药亦可引起戒酒硫样反应，用药期间及治疗结束后 72 小时内应戒酒或避免摄入含酒精饮料。

头　霉　素　类

头霉素类品种包括头孢西丁、头孢美唑、头孢米诺等。其抗菌谱和抗菌作用与第二代头孢菌素相仿，但对脆弱拟杆菌等厌氧菌抗菌作用较头孢菌素类强。头霉素类对大多数超广谱 β- 内酰胺酶（ESBLs）稳定，但其治疗产 ESBLs 的细菌所致感染的疗效未经证实。

【适应证】

1. 肺炎链球菌及其他链球菌属、甲氧西林敏感金黄色葡萄球菌、大肠埃希菌等肠杆菌科细菌、流感嗜血杆菌以及拟杆菌属引起的下呼吸道感染，血流感染，骨、关节感染，以及皮肤及软组织感染。

2. 大肠埃希菌等肠杆菌科细菌所致的尿路感染。

3. 大肠埃希菌等肠杆菌科细菌、拟杆菌属等厌氧菌引起的腹腔感染。

4. 大肠埃希菌、淋病奈瑟菌、拟杆菌属等厌氧菌以及 B 组链球菌所致的盆腔感染，疑有沙眼衣原体感染者应合用抗衣原体药。

5. 也可用于胃肠道手术、经阴道子宫切除、经腹腔子宫切除或剖宫产等手术前的预防用药。

【注意事项】

1. 禁用于对头霉素类及头孢素类抗菌药物有过敏史者。

2. 有青霉素类过敏史患者确有应用指征时，必须充分权衡利弊后在严密观察下慎用。如以往曾发生青霉素休克的患者，则不宜再选用本品。

3. 有胃肠道疾病病史的患者，特别是结肠炎患者应慎用本品。

4. 不推荐头孢西丁用于<3 个月的婴儿。

5. 使用头孢美唑、头孢米诺期间，应避免饮酒以免发生戒酒硫样反应。

β- 内酰胺类 /β- 内酰胺酶抑制剂

目前临床应用的主要品种有阿莫西林 / 克拉维酸、氨苄西林 / 舒巴坦、头孢哌酮 / 舒巴坦、替卡西林 / 克拉维酸和哌拉西林 / 他唑巴坦。

阿莫西林 / 克拉维酸、氨苄西林 / 舒巴坦对甲氧西林敏感葡萄球菌，粪肠球菌，流感嗜血杆菌，卡他莫拉菌，淋病奈瑟菌，脑膜炎奈瑟菌，大肠埃希菌、沙门菌属等肠杆菌科细菌，脆弱拟杆菌、梭杆菌属等厌氧菌具良好抗菌作用。

头孢哌酮 / 舒巴坦、替卡西林 / 克拉维酸和哌拉西林 / 他唑巴坦对甲氧西林敏感葡萄球菌，流感嗜血杆菌，大肠埃希菌、克雷伯菌属、肠杆菌属等肠杆菌科细菌，铜绿假单胞菌以及拟杆菌属等厌氧菌具有良好抗菌活性。氨苄西林 / 舒巴坦、头孢哌酮 / 舒巴坦对不动杆菌属具有抗菌活性。头孢哌酮 / 舒巴坦、替卡西林 / 克拉维酸对嗜麦芽窄食单胞菌亦具抗菌活性。

【适应证】

1．本类药物适用于因产 β- 内酰胺酶而对 β- 内酰胺类药物耐药的细菌感染，但不推荐用于对复方制剂中抗菌药物敏感的细菌感染和非产 β- 内酰胺酶的耐药菌感染。

2．阿莫西林 / 克拉维酸口服制剂适用于：流感嗜血杆菌和卡他莫拉菌所致鼻窦炎、中耳炎和下呼吸道感染；大肠埃希菌、克雷伯菌属和肠杆菌属所致的尿路、生殖系统感染；甲氧西林敏感金黄色葡萄球菌、大肠埃希菌和克雷伯菌属所致皮肤及软组织感染。阿莫西林 / 克拉维酸和氨苄西林 / 舒巴坦注射剂除上述适应证的较重病例外，还可用于上述细菌所致腹腔感染、血流感染和骨、关节感染。

3．头孢哌酮 / 舒巴坦、哌拉西林 / 他唑巴坦和替卡西林 / 克拉维酸适用于：肠杆菌科细菌、铜绿假单胞菌敏感株和甲氧西林敏感金黄色葡萄球菌所致血流感染、下呼吸道感染、皮肤及软组织感染、尿路感染、腹腔感染、盆腔感染和骨、关节感染。

4．氨苄西林 / 舒巴坦、头孢哌酮 / 舒巴坦尚可用于不动杆菌属所致感染。

5．舒巴坦可与其他药物联合治疗多重耐药不动杆菌属所致感染。

【注意事项】

1．应用阿莫西林 / 克拉维酸、氨苄西林 / 舒巴坦、替卡西林 / 克拉维酸和哌拉西林 / 他唑巴坦前必须详细询问药物过敏史并进行青霉素皮肤试验，对青霉素类药物过敏者或青霉素皮试阳性患者禁用。对以上复合制剂中任一成分过敏者亦禁用该复合制剂。

2．有头孢菌素类或舒巴坦过敏史者禁用头孢哌酮 / 舒巴坦。有青霉素类过敏史的患者确有应用头孢哌酮 / 舒巴坦的指征时，必须在严密观察下慎用，但有青霉素过敏性休克史的患者，不可选用头孢哌酮 / 舒巴坦。

3．应用本类药物时如发生过敏反应，须立即停药；一旦发生过敏性休克，应就地抢救，并给予吸氧及注射肾上腺素、肾上腺皮质激素等抗休克治疗。

4. 中度以上肾功能不全患者使用本类药物时应根据肾功能减退程度调整剂量。

碳青霉烯类

碳青霉烯类抗菌药物分为具有抗非发酵菌和不具有抗非发酵菌两组，前者包括亚胺培南/西司他丁（西司他丁具有抑制亚胺培南在肾内被水解作用）、美罗培南、帕尼培南/倍他米隆（倍他米隆具有减少帕尼培南在肾内蓄积中毒作用）、比阿培南和多立培南；后者为厄他培南。亚胺培南、美罗培南、帕尼培南、比阿培南等对各种革兰阳性球菌、革兰阴性杆菌（包括铜绿假单胞菌、不动杆菌属）和多数厌氧菌具强大抗菌活性，对多数 β- 内酰胺酶高度稳定，但对甲氧西林耐药葡萄球菌和嗜麦芽窄食单胞菌等抗菌作用差。厄他培南与其他碳青霉烯类抗菌药物有两个重要差异：血半衰期较长，可一天一次给药；对铜绿假单胞菌、不动杆菌属等非发酵菌抗菌作用差。

近年来非发酵菌尤其是不动杆菌属细菌对碳青霉烯类抗菌药物耐药率迅速上升，肠杆菌科细菌中亦出现部分碳青霉烯类耐药，严重威胁碳青霉烯类抗菌药物的临床疗效，必须合理应用这类抗菌药物，加强对耐药菌传播的防控。

【适应证】

1. 多重耐药但对本类药物敏感的需氧革兰阴性杆菌所致严重感染，包括肺炎克雷伯菌、大肠埃希菌、阴沟肠杆菌、柠檬酸菌属、黏质沙雷菌等肠杆菌科细菌、铜绿假单胞菌、不动杆菌属等细菌所致血流感染、下呼吸道感染、肾盂肾炎和复杂性尿路感染、腹腔感染、盆腔感染等；用于铜绿假单胞菌所致感染时，需注意在疗程中某些菌株可出现耐药。厄他培南尚被批准用于社区获得性肺炎的治疗。

2. 脆弱拟杆菌等厌氧菌与需氧菌混合感染的重症患者。

3. 病原菌尚未查明的免疫缺陷患者中重症感染的经验治疗。

4. 美罗培南、帕尼培南/倍他米隆则除上述适应证外，尚可用于年龄在 3 个月以上的细菌性脑膜炎患者。

【注意事项】

1. 禁用于对本类药物及其配伍成分过敏的患者。

2. 本类药物不宜用于治疗轻症感染，更不可作为预防用药。

3. 本类药物所致的严重中枢神经系统反应多发生在原本患有癫痫等中枢神经系统疾病患者及肾功能减退患者未减量用药者，因此在上述基础疾病患者应慎用本类药物。中枢神经系统感染患者不宜应用亚胺培南 / 西司他丁，有指征可应用美罗培南或帕尼培南 / 倍他米隆时，仍需严密观察抽搐等严重不良反应。

4. 肾功能不全者及老年患者应用本类药物时应根据肾功能减退程度减量用药。

5. 碳青霉烯类抗菌药物与丙戊酸或双丙戊酸联合应用，可能导致后两者血药浓度低于治疗浓度，增加癫痫发作风险，因此不推荐本品与丙戊酸或双丙戊酸联合应用。

青 霉 烯 类

青霉烯类抗菌药物目前临床应用仅有口服品种法罗培南。法罗培南对链球菌属、甲氧西林敏感葡萄球菌、流感嗜血杆菌、卡他莫拉菌和大肠埃希菌、克雷伯菌属等多数肠杆菌科细菌具有良好抗菌活性，对不动杆菌属、铜绿假单胞菌抗菌活性差，对拟杆菌属等厌氧菌亦有良好抗菌活性。法罗培南对超广谱 β- 内酰胺酶等多数 β- 内酰胺酶稳定。

【适应证】

适用于敏感链球菌属、甲氧西林敏感葡萄球菌等革兰阳性菌，流感嗜血杆菌、肠杆菌科细菌和拟杆菌属等厌氧菌所致的急性细菌性鼻窦炎、慢支急性细菌性感染加重、社区获得性肺炎以及单纯性皮肤及软组织感染。

【注意事项】

禁用于对青霉烯类药物过敏者。

单环 β- 内酰胺类

单环 β- 内酰胺类对肠杆菌科细菌、铜绿假单胞菌等需氧革兰阴性菌具有良好抗菌活性，对需氧革兰阳性菌和厌氧菌无抗菌活性。该类药物具有肾毒性低、免疫原性弱以及与青霉素类、头孢菌素类交叉过敏少等特点。现有品种为氨曲南。

【适应证】

适用于敏感需氧革兰阴性菌所致尿路感染、下呼吸道感

染、血流感染、腹腔感染、盆腔感染和皮肤、软组织感染。用于
治疗腹腔和盆腔感染时需与甲硝唑等抗厌氧菌药物合用，用于
病原菌未查明患者的经验治疗时宜联合抗革兰阳性菌药物。本
品尚可与其他药物联合治疗产金属 β- 内酰胺酶革兰阴性菌感
染，但应注意细菌可能同时产水解氨曲南的 β- 内酰胺酶。可用
于替代氨基糖苷类药物与其他抗菌药物联合治疗肾功能损害患
者的需氧革兰阴性菌感染；并可在密切观察情况下用于对青霉
素类、头孢菌素类过敏的患者。

【注意事项】

禁用于对氨曲南过敏的患者。

氧头孢烯类

氧头孢烯类对肠杆菌科细菌、流感嗜血杆菌、脑膜炎奈瑟
菌、链球菌属、甲氧西林敏感葡萄球菌和拟杆菌属等厌氧菌具
有良好抗菌活性，但对铜绿假单胞菌活性较弱。现有品种为拉
氧头孢和氟氧头孢。

【适应证】

适用于敏感菌所致的血流感染、细菌性脑膜炎、下呼吸道
感染、腹腔感染、盆腔感染和尿路感染。拉氧头孢有 N- 甲基四
氮唑侧链，可导致凝血酶原缺乏、血小板减少和功能障碍而引
起出血，并可出现戒酒硫样反应，很大程度限制了其临床应用。
氟氧头孢无 N- 甲基四氮唑侧链，未发现致凝血功能障碍和戒酒
硫样反应。

【注意事项】

本类药物禁用于对氧头孢烯类药物过敏的患者，对头孢菌
素类药物过敏者慎用。

应用拉氧头孢期间应每日补充维生素 K 以减少凝血功能
障碍和出血等不良反应，并应在治疗期间及治疗结束后 1 周内
禁酒。

氨基糖苷类

临床常用的氨基糖苷类抗菌药物主要有：①对肠杆菌科
和葡萄球菌属细菌有良好抗菌作用，但对铜绿假单胞菌无作用
者，如链霉素、卡那霉素等。其中链霉素对葡萄球菌等革兰阳

性球菌作用差，但对结核分枝杆菌有强大作用。②对肠杆菌科细菌和铜绿假单胞菌等革兰阴性杆菌具强大抗菌活性，对葡萄球菌属亦有良好作用者，如庆大霉素、妥布霉素、奈替米星、阿米卡星、异帕米星、小诺米星、依替米星。③抗菌谱与卡那霉素相似，由于毒性较大，现仅供口服或局部应用者有新霉素与巴龙霉素，后者对阿米巴原虫和隐孢子虫有较好作用。此外尚有大观霉素，用于单纯性淋病的治疗。所有氨基糖苷类药物对肺炎链球菌、A组溶血性链球菌的抗菌作用均差。本类药物为浓度依赖性杀菌剂。

【适应证】

1. 中、重度肠杆菌科细菌等革兰阴性杆菌感染。

2. 中、重度铜绿假单胞菌感染。治疗此类感染常需与具有抗铜绿假单胞菌作用的β-内酰胺类或其他抗菌药物联合应用。

3. 治疗严重葡萄球菌属、肠球菌属或鲍曼不动杆菌感染的联合用药之一（非首选）。

4. 链霉素或庆大霉素亦可用于土拉菌病、鼠疫及布鲁菌病，后者的治疗需与其他抗菌药物联合应用。

5. 链霉素、阿米卡星和卡那霉素可用于结核病联合疗法。

6. 口服新霉素可用于结肠手术前准备，或局部用药。

7. 巴龙霉素可用于肠道隐孢子虫病。

8. 大观霉素仅适用于单纯性淋病。

【注意事项】

1. 对氨基糖苷类过敏的患者禁用。

2. 氨基糖苷类的任何品种均具肾毒性、耳毒性（耳蜗、前庭）和神经肌肉阻滞作用，因此用药期间应监测肾功能（尿常规、血尿素氮、血肌酐），严密观察患者听力及前庭功能，注意观察神经肌肉阻滞症状。一旦出现上述不良反应先兆时，须及时停药。需注意局部用药时亦有可能发生上述不良反应。

3. 氨基糖苷类抗菌药物对社区获得上、下呼吸道感染的主要病原菌肺炎链球菌、A组溶血性链球菌抗菌作用差，又有明显的耳、肾毒性，因此对门急诊中常见的上、下呼吸道细菌性感染不宜选用本类药物治疗。由于其耳、肾毒性反应，本类药物也不宜用于单纯性上、下尿路感染初发病例的治疗。

4. 肾功能减退患者应用本类药物时，需根据其肾功能减退程度减量给药，并应进行血药浓度监测，调整给药方案，实现个体化给药。

5. 新生儿应尽量避免使用本类药物。确有应用指征时,应进行血药浓度监测,根据监测结果调整给药方案。婴幼儿、老年患者应慎用该类药物,如确有应用指征,有条件亦应进行血药浓度监测。

6. 妊娠期患者应避免使用。哺乳期患者应避免使用或用药期间停止哺乳。

7. 本类药物不宜与其他肾毒性药物、耳毒性药物、神经肌肉阻滞剂或强利尿剂同用。与注射用第一代头孢菌素类合用时可能增加肾毒性。

8. 本类药物不可用于眼内或结膜下给药,因可能引起黄斑坏死。

四 环 素 类

四环素类抗菌药物包括四环素、金霉素、土霉素及半合成四环素类多西环素、美他环素和米诺环素。四环素类具广谱抗菌活性,对葡萄球菌属、链球菌属、肠杆菌科(大肠埃希菌、克雷伯菌属)、不动杆菌属、嗜麦芽窄食单胞菌等具有抗菌活性,且对布鲁菌属具有良好抗菌活性。

【适应证】

1. 四环素类作为首选或可选药物用于下列疾病的治疗:①立克次体病,包括流行性斑疹伤寒、地方性斑疹伤寒、洛矶山热、恙虫病、柯氏立克次体肺炎和 Q 热;②支原体感染如支原体肺炎、解脲脲原体所致的尿道炎等;③衣原体属感染,包括肺炎衣原体肺炎、鹦鹉热、性病淋巴肉芽肿、宫颈炎及沙眼衣原体感染等;④回归热螺旋体所致的回归热;⑤布鲁菌病(需与氨基糖苷类联合应用);⑥霍乱;⑦土拉弗朗西斯杆菌所致的兔热病;⑧鼠疫耶尔森菌所致的鼠疫。

2. 四环素类亦可用于对青霉素类抗菌药物过敏患者的破伤风、气性坏疽、雅司、梅毒、淋病和钩端螺旋体病的治疗。

3. 也可用于炎症反应显著的痤疮治疗。

4. 近年来,鲍曼不动杆菌对各类抗菌药的耐药性高,治疗困难,米诺环素可作为治疗多重耐药鲍曼不动杆菌感染的联合用药之一。

【注意事项】

1. 禁用于对四环素类过敏的患者。

2．牙齿发育期患者（胚胎期至 8 岁）使用四环素类可产生牙齿着色及牙釉质发育不良，故妊娠期和 8 岁以下患者不可使用该类药物。

3．哺乳期患者应避免应用或用药期间暂停哺乳。

4．四环素类可加重氮质血症，已有肾功能损害者应避免应用四环素，但多西环素及米诺环素仍可谨慎应用。

5．四环素类可致肝损害，肝病患者不宜应用，确有指征使用者减少剂量。

甘氨酰环素类

替加环素为甘氨酰环素类抗菌药物，通过抑制细菌蛋白质合成发挥抗菌作用。替加环素对葡萄球菌属（甲氧西林敏感及耐药株）、糖肽类中介金黄色葡萄球菌、粪肠球菌、屎肠球菌和链球菌属具高度抗菌活性。棒状杆菌、乳酸杆菌、明串珠菌属、单核细胞增生李斯特菌等其他革兰阳性菌也对替加环素敏感。对大肠埃希菌、肺炎克雷伯菌等肠杆菌科细菌具有良好的抗菌作用，对鲍曼不动杆菌、嗜麦芽窄食单胞菌体外具抗菌活性，但铜绿假单胞菌和变形杆菌属对其耐药。对碳青霉烯类耐药肠杆菌科细菌和不动杆菌具有良好抗菌活性。对于拟杆菌属、产气荚膜梭菌以及微小消化链球菌等厌氧菌有较好作用。对支原体属、快速生长分枝杆菌亦具良好抗菌活性。

【适应证】

本品适用于 18 岁以上患者由敏感菌所致各类感染的治疗。

1．肠杆菌科细菌、粪肠球菌（仅限于万古霉素敏感菌株）、金黄色葡萄球菌（包括 MRSA）、咽颊炎链球菌族、拟杆菌属、产气荚膜梭菌和微小消化链球菌等所致复杂性腹腔感染。

2．大肠埃希菌、粪肠球菌（仅限于万古霉素敏感菌株）、金黄色葡萄球菌（包括 MRSA）、B 组链球菌、咽颊炎链球菌族、A 组溶血性链球菌以及脆弱拟杆菌所致复杂性皮肤和软组织感染。

3．青霉素敏感肺炎链球菌（包括合并菌血症者）、流感嗜血杆菌（β- 内酰胺酶阴性株）以及嗜肺军团菌所致社区获得性肺炎。

【注意事项】

1．对替加环素过敏者禁用，对四环素类抗菌药物过敏的患者慎用。

2. 轻至中度肝功能损害患者无需调整剂量,重度肝功能损害患者慎用替加环素,必须使用时首剂剂量不变,维持剂量减半,并密切监测肝功能。

3. 使用替加环素后怀疑引发胰腺炎者应停药。

4. 本品属美国 FDA 妊娠期用药 D 类,孕妇患者避免应用。

5. 18 岁以下患者不推荐使用本品。

6. 替加环素能轻度降低地高辛的血药浓度,可能使华法林血药浓度增高,导致口服避孕药作用降低。

氯　霉　素

近年来由于常见病原菌对氯霉素的耐药性增加及其骨髓抑制等严重不良反应,氯霉素在国内外的应用普遍减少。但氯霉素具良好组织体液穿透性,易透过血 - 脑、血 - 眼屏障,并对伤寒沙门菌、立克次体等细胞内病原菌有效,仍有一定临床应用指征。

【适应证】

1. 细菌性脑膜炎和脑脓肿　氯霉素可用于氨苄西林耐药流感嗜血杆菌、脑膜炎奈瑟菌及肺炎链球菌所致的脑膜炎。青霉素与氯霉素合用可用于需氧菌与厌氧菌混合感染引起的耳源性脑脓肿。

2. 伤寒　成人伤寒沙门菌感染的治疗以氟喹诺酮类为首选,氯霉素仍可用于敏感伤寒沙门菌所致伤寒的治疗。

3. 厌氧菌感染　氯霉素对脆弱拟杆菌具较强抗菌活性,可与其他抗菌药物联用于需氧菌与厌氧菌所致的腹腔和盆腔感染。

4. 其他　氯霉素对 Q 热等立克次体感染的疗效与四环素相仿。

【注意事项】

1. 对氯霉素有过敏史的患者禁用本药。

2. 用药期间定期监测周围血象,如外周血细胞显著降低,应及时停药,并作相应处理。避免长疗程用药。

3. 禁止与其他骨髓抑制药物合用。

4. 妊娠期患者避免应用。哺乳期患者避免应用或用药期间暂停哺乳。

5. 早产儿、新生儿应用本药后可发生"灰婴综合征"，应避免使用氯霉素。婴幼儿患者必须应用本药时需进行血药浓度监测。

6. 肝功能减退患者避免应用本药。

大环内酯类

大环内酯类有红霉素、麦迪霉素、乙酰麦迪霉素、螺旋霉素、乙酰螺旋霉素、交沙霉素、吉他霉素等沿用大环内酯类和阿奇霉素、克拉霉素、罗红霉素等新大环内酯类。该类药物对革兰阳性菌、厌氧菌、支原体及衣原体等具抗菌活性。阿奇霉素、克拉霉素、罗红霉素等对流感嗜血杆菌、肺炎支原体或肺炎衣原体等的抗微生物活性增强、口服生物利用度提高、给药剂量减小、不良反应亦较少、临床适应证有所扩大。

【适应证】

1. 红霉素（含琥乙红霉素、依托红霉素、乳糖酸红霉素）等沿用大环内酯类

（1）作为青霉素过敏患者的替代药物，用于以下感染：① A 组溶血性链球菌、肺炎链球菌敏感株所致的咽炎，扁桃体炎，鼻窦炎，中耳炎及轻、中度肺炎；②敏感溶血性链球菌引起的猩红热及蜂窝织炎；③白喉及白喉带菌者；④气性坏疽；⑤梅毒、李斯特菌病；⑥心脏病及风湿热患者预防细菌性心内膜炎和风湿热。

（2）军团菌病。

（3）衣原体属、支原体属等所致的呼吸道及泌尿生殖系统感染。

（4）其他：口腔感染、空肠弯曲菌肠炎、百日咳等。

麦迪霉素、乙酰麦迪霉素、螺旋霉素、乙酰螺旋霉素及交沙霉素，主要用于革兰阳性菌所致呼吸道、皮肤及软组织、眼耳鼻喉及口腔等感染的轻症患者。

2. 新大环内酯类　　除上述适应证外，阿奇霉素、克拉霉素尚可用于流感嗜血杆菌、卡他莫拉菌所致的社区获得性呼吸道感染，与其他抗菌药物联合用于鸟分枝杆菌复合群感染的治疗及预防。克拉霉素与其他药物联合，可用于治疗幽门螺杆菌感染。

【注意事项】

1. 禁用于对红霉素及其他大环内酯类过敏的患者。

2. 红霉素及克拉霉素禁止与特非那定合用，以免引起心脏

不良反应。

3. 肝功能损害患者如有指征应用时，需适当减量并定期复查肝功能。

4. 肝病患者和妊娠期患者不宜应用红霉素酯化物。

5. 妊娠期患者有明确指征用克拉霉素时，应充分权衡利弊，决定是否采用。哺乳期患者用药期间应暂停哺乳。

6. 注射用乳糖酸红霉素使用时必须首先以注射用水完全溶解，加入生理盐水或 5% 葡萄糖溶液中，药物浓度不宜超过 0.1%～0.5%，缓慢静脉滴注。

林可酰胺类

林可酰胺类有林可霉素及克林霉素，克林霉素的体外抗菌活性优于林可霉素，临床使用克林霉素明显多于林可霉素。该类药物对革兰阳性菌及厌氧菌具良好抗菌活性，目前肺炎链球菌等细菌对其耐药性高。

【适应证】

克林霉素及林可霉素适用于敏感厌氧菌及需氧菌（肺炎链球菌、A 组溶血性链球菌及金黄色葡萄球菌等）所致的下列感染：①下呼吸道感染包括肺炎、脓胸及肺脓肿；②皮肤及软组织感染；③妇产科感染如子宫内膜炎、非淋球菌性卵巢 - 输卵管脓肿、盆腔炎、阴道侧切术后感染；④腹腔感染如腹膜炎、腹腔脓肿，妇产科及腹腔感染需同时与抗需氧革兰阴性菌药物联合应用；⑤静脉制剂可用于上述感染中的较重症患者，也可用于血流感染及骨髓炎。

【注意事项】

1. 禁用于对林可霉素或克林霉素过敏患者。

2. 使用本类药物时，应注意抗生素相关腹泻和假膜性肠炎的发生，如有可疑应及时停药。

3. 本类药物有神经肌肉阻滞作用，应避免与其他神经肌肉阻滞剂合用。

4. 前列腺增生老年男性患者使用剂量较大时，偶可出现尿潴留。

5. 不推荐用于新生儿。

6. 妊娠期患者确有指征时慎用。哺乳期患者用药期间应暂停哺乳。

7. 肝功能损害患者尽量避免使用该类药物,确有应用指征时宜减量应用。

8. 肾功能损害患者,林可霉素需减量;严重肾功能损害时,克林霉素也需调整剂量。

9. 静脉制剂应缓慢滴注,不可静脉推注。

利福霉素类

利福霉素类有利福平、利福霉素 SV、利福喷汀及利福布汀。该类药物抗菌谱广,对分枝杆菌属、革兰阳性菌、革兰阴性菌和不典型病原体有效。

【适应证】

1. 结核病及非结核分枝杆菌感染 利福平与异烟肼、吡嗪酰胺、乙胺丁醇联合是各型肺结核短程疗法的基石。利福喷汀也可替代利福平作为联合用药之一。利福布汀可用于合并 HIV 患者的抗分枝杆菌感染的预防与治疗。

2. 麻风 利福平为麻风联合化疗中的主要药物之一。

3. 预防用药 利福平可用于脑膜炎奈瑟菌咽部慢性带菌者或与该菌所致脑膜炎患者密切接触者的预防用药;但不宜用于治疗脑膜炎奈瑟菌感染,因细菌可能迅速产生耐药性。

4. 其他 在个别情况下对 MRSA、甲氧西林耐药凝固酶阴性葡萄球菌(MRCNS)所致的严重感染,可以考虑采用万古霉素联合利福平治疗。

【注意事项】

1. 禁用于对本类药物过敏的患者和曾出现血小板减少性紫癜的患者。

2. 妊娠 3 个月内患者应避免用利福平,妊娠 3 个月以上的患者有明确指征使用利福平时,应充分权衡利弊后决定是否采用。

3. 肝功能不全、胆管梗阻、慢性酒精中毒患者应用利福平时应适当减量。

4. 用药期间,应定期复查肝功能、血常规。

糖 肽 类

糖肽类抗菌药物有万古霉素、去甲万古霉素和替考拉宁等。所有的糖肽类抗菌药物对革兰阳性菌有活性,包括甲氧西林耐药葡萄球菌属、JK棒状杆菌、肠球菌属、李斯特菌属、链球菌属、梭状芽孢杆菌等。去甲万古霉素、替考拉宁的化学结构、作用机制及抗菌谱与万古霉素相仿。本类药物为时间依赖性杀菌剂，但其PK/PD评价参数为AUC/MIC。目前国内肠球菌属对万古霉素等糖肽类的耐药率<5%，尚无对万古霉素耐药葡萄球菌的报道。

【适应证】

1. 耐药革兰阳性菌所致的严重感染，包括MRSA或MRCNS、氨苄西林耐药肠球菌属及青霉素耐药肺炎链球菌所致感染；也可用于对青霉素类过敏患者的严重革兰阳性菌感染。替考拉宁不用于中枢神经系统感染。

2. 粒细胞缺乏症并高度怀疑革兰阳性菌感染的患者。

3. 万古霉素尚可用于脑膜炎败血黄杆菌感染治疗。

4. 口服万古霉素或去甲万古霉素，可用于重症或经甲硝唑治疗无效的艰难梭菌肠炎患者。

5. 万古霉素或去甲万古霉素通常不用于手术前预防用药。但在MRSA感染发生率高的医疗单位和（或）一旦发生感染后果严重的情况，如某些脑部手术、心脏手术、全关节置换术，也有主张（去甲）万古霉素单剂预防用药。

【注意事项】

1. 禁用于对糖肽类过敏的患者。

2. 不宜用于：①外科手术前常规预防用药；中心或周围静脉导管留置术的预防用药；持续腹膜透析或血液透析的预防用药；低体重新生儿感染的预防。②MRSA带菌状态的清除和肠道清洁。③粒细胞缺乏伴发热患者的经验治疗。④单次血培养凝固酶阴性葡萄球菌生长而不能排除污染可能者。⑤不作为治疗假膜性肠炎的首选药物。⑥局部冲洗。

3. 本类药物具一定肾、耳毒性，用药期间应定期复查尿常规与肾功能，监测血药浓度，注意听力改变，必要时监测听力。

4. 有用药指征的肾功能不全者、老年人、新生儿、早产儿或原有肾、耳疾病患者应根据肾功能减退程度调整剂量，同时监测血药浓度，疗程一般不超过14天。

5. 糖肽类属妊娠期用药C类，妊娠期患者应避免应用。确有指征应用时，需进行血药浓度监测，据以调整给药方案。哺乳期患者用药期间应暂停哺乳。

6. 应避免将本类药物与各种肾毒性、耳毒性药物合用。

7. 与麻醉药合用时，可能引起血压下降。必须合用时，两药应分瓶滴注，并减缓滴注速度，注意观察血压。

多黏菌素类

多黏菌素类（polymyxins）属多肽类抗菌药物，临床使用制剂有多黏菌素 B 及多黏菌素 E（黏菌素, colistin）。对需氧革兰阴性杆菌包括铜绿假单胞菌的作用强，肾毒性较明显，因此两者的全身用药应用较少，主要供局部应用。但近年来多重耐药革兰阴性菌日益增加，碳青霉烯类耐药肠杆菌科细菌、多重耐药铜绿假单胞菌、多重耐药鲍曼不动杆菌等对多黏菌素类药物耐药率低，因此本类药物重新成为多重耐药革兰阴性菌感染治疗的选用药物之一。对沙雷菌属、变形杆菌属、伯克霍尔德菌属、奈瑟菌属及脆弱拟杆菌不具抗菌活性。本品与 SMZ/TMP、利福平联合，对革兰阴性菌具协同作用。

【适应证】

目前多黏菌素类已很少全身用药，主要供局部应用。但近年来随着多重耐药及泛耐药革兰阴性菌日益增多，多黏菌素类药物的注射剂临床使用逐渐有所增加。

1. 多黏菌素 B 及多黏菌素 E 注射剂适用于：①铜绿假单胞菌感染：铜绿假单胞菌所致的严重感染，必要时可与其他抗菌药物联合使用。目前在多数情况下，铜绿假单胞菌感染的治疗已被其他毒性较低的抗菌药物所替代，偶有对其他药物均耐药的菌株所致严重感染仍可考虑选用本品；②碳青霉烯类耐药的肠杆菌科细菌及碳青霉烯类耐药不动杆菌属等广泛耐药革兰阴性菌所致各种感染。当其他抗菌药物治疗无效时，可选用本品治疗。

2. 局部应用：目前多黏菌素类可局部用于创面感染或呼吸道感染气溶吸入。

3. 肠道清洁：口服用作结肠手术前准备，或中性粒细胞缺乏患者清除肠道细菌，降低细菌感染发生率。

4. 口服可用于小儿大肠埃希菌的肠炎及其他敏感菌所致肠道感染。

【注意事项】

1. 禁用于对多黏菌素类过敏者。

2. 严格掌握使用指征，一般不作为首选用药。

3. 剂量不宜过大,疗程不宜超过 10～14 天,疗程中定期复查尿常规及肾功能。但治疗广泛耐药菌株感染时剂量通常需更大。

4. 本品肾毒性发生率高,因此肾功能不全者不宜选用。

5. 孕妇避免应用。

6. 本品可引起不同程度的精神、神经毒性反应,也可引起可逆性神经肌肉阻滞,不宜与肌肉松弛剂、麻醉剂等合用,以防止发生神经肌肉接头阻滞,如发生神经肌肉阻滞,新斯的明治疗无效,只能采用人工呼吸,钙剂可能有效。

7. 本品不宜静脉注射,也不宜快速静脉滴注。

8. 应用超过推荐剂量的本类药物可能引起急性肾小管坏死、少尿和肾功能衰竭。腹膜透析不能清除药物,血液透析能清除部分药物。

9. 与氨基糖苷类、万古霉素等其他肾毒性药物合用,可加重本品的肾毒性。

环 脂 肽 类

达托霉素为环脂肽类抗菌药物,通过与细菌细胞膜结合、引起细胞膜电位的快速去极化,最终导致细菌细胞死亡。达托霉素对葡萄球菌属(包括耐甲氧西林菌株),肠球菌属(包括万古霉素耐药菌株),链球菌属(包括青霉素敏感和耐药肺炎链球菌、A 组溶血性链球菌、B 组链球菌和草绿色链球菌),JK 棒状杆菌,艰难梭菌和痤疮丙酸杆菌等革兰阳性菌具有良好抗菌活性。对革兰阴性菌无抗菌活性。

【适应证】

1. 复杂性皮肤及软组织感染。

2. 金黄色葡萄球菌(包括甲氧西林敏感和甲氧西林耐药)导致血流感染,包括伴发右侧感染性心内膜炎患者。

【注意事项】

1. 禁用于对达托霉素过敏者。

2. 达托霉素在孕妇中的应用属妊娠期用药 B 类,在有明确指征时可用于妊娠期患者;哺乳期患者应用本品应暂停哺乳。

3. 18 岁以下儿童应用本品的安全性尚未建立。

4. 对于接受达托霉素治疗的患者,应对其肌肉痛或肌无力等进行监测,并在疗程中监测磷酸肌酸激酶(CPK)水平。

5．接受达托霉素治疗的患者，应考虑暂停使用 HMG-CoA 还原酶抑制剂等可能导致横纹肌溶解症的药物。

6．本品可能导致嗜酸性粒细胞肺炎。

7．本品可被肺泡表面活性物质灭活，故不用于治疗肺炎。

噁唑烷酮类

利奈唑胺为噁唑烷酮类抗菌药物，通过抑制细菌蛋白质合成发挥抗菌作用。利奈唑胺对金黄色葡萄球菌（包括 MRSA）、凝固酶阴性葡萄球菌（包括 MRCNS）、肠球菌属（包括 VRE）、肺炎链球菌（包括青霉素耐药株）、A 组溶血性链球菌、B 组链球菌、草绿色链球菌均具有良好抗菌作用。对卡他莫拉菌、流感嗜血杆菌、淋病奈瑟菌、艰难梭菌均具有抗菌作用。对支原体属、衣原体属、结核分枝杆菌、鸟分枝杆菌、巴斯德菌属和脑膜炎败血黄杆菌亦有一定抑制作用。肠杆菌科细菌、假单胞菌属和不动杆菌属等非发酵菌对该药耐药。

【适应证】

临床主要应用于甲氧西林耐药葡萄球菌属、肠球菌属等多重耐药革兰阳性菌感染。

1．万古霉素耐药屎肠球菌感染，包括血流感染。

2．医院获得性肺炎，由 MRSA 或青霉素不敏感的肺炎链球菌引起的医院获得性肺炎。

3．皮肤及软组织感染，包括未并发骨髓炎的糖尿病足部感染，由 MRSA、A 组溶血性链球菌或 B 组链球菌所致者。

4．社区获得性肺炎，由青霉素不敏感的肺炎链球菌所致，包括伴发血流感染。

【注意事项】

1．禁用于对利奈唑胺及噁唑烷酮类药物过敏者。

2．由于利奈唑胺具有单胺氧化酶抑制剂作用，使用期间应避免食用含有大量酪氨酸的腌渍、泡制、烟熏、发酵食品。

3．利奈唑胺有引起血压升高的潜在作用，应用于以下患者时应监测血压：高血压未控制的患者、嗜铬细胞瘤、甲状腺功能亢进患者和（或）使用以下药物的患者：直接或间接拟交感神经药物（如伪麻黄碱），升压药物（如肾上腺素、去甲肾上腺素），多巴胺类药物（如多巴胺、多巴酚丁胺）以及苯丙醇胺、右美沙芬、抗抑郁药等。

4. 利奈唑胺与 5- 羟色胺类药物有潜在相互作用,用于类癌综合征患者,或使用 5- 羟色胺再摄取抑制剂、三环类抗抑郁药、5- 羟色胺受体拮抗剂(阿米替林)、哌替啶、丁螺环酮的患者,应密切观察 5- 羟色胺综合征的体征和(或)症状。

5. 本品可抑制人体线粒体蛋白质的合成,导致骨髓、视神经、脑、肾的功能在应用较长疗程利奈唑胺期间可能会减退。应用本品应每周进行血小板和全血细胞计数的检查,尤其用药超过两周,或用药前已有骨髓抑制,或合并应用能导致骨髓抑制的其他药物者。疗程中应警惕视觉症状的出现,必要时监测视觉功能。

6. 应用利奈唑胺可能导致乳酸性酸中毒。

7. 应用本品的疗程不宜超过 28 天,疗程超过 28 天者发生周围神经和视神经病变及其他不良反应的可能性增加。

8. 口服利奈唑胺混悬剂含有苯丙氨酸,苯丙酮尿症患者应注意。

9. 利奈唑胺属妊娠期用药 C 类,用药前应充分权衡利弊后决定是否用药。

10. 疗程中有发生惊厥的报道,多数患者有癫痫发作病史或有癫痫发作的危险因素。

磷　霉　素

磷霉素抗菌谱广,对葡萄菌属、链球菌属、肠球菌属、肠杆菌科细菌、铜绿假单胞菌等具有抗菌活性。

【适应证】

1. 磷霉素口服剂　有磷霉素氨丁三醇和磷霉素钙,前者可用于治疗大肠埃希菌等肠杆菌科细菌和肠球菌所致急性单纯性膀胱炎,亦可用于预防尿路感染,后者主要用于肠道感染。

2. 磷霉素钠注射剂　可用于治疗金黄色葡萄球菌、凝固酶阴性葡萄球菌(包括 MRCNS 株)和链球菌属、流感嗜血杆菌、肠杆菌科细菌和铜绿假单胞菌所致呼吸道感染、尿路感染、皮肤及软组织感染等。治疗严重感染时需加大治疗剂量并常需与其他抗菌药物联合应用,如治疗 MRSA 重症感染时与糖肽类抗菌药物联合。

【注意事项】

1. 对磷霉素过敏者禁用。

2. 磷霉素与 β- 内酰胺类、氨基糖苷类联合时多呈协同抗菌作用。

3．磷霉素钠主要经肾排出，肾功能减退和老年患者应根据肾功能减退程度减量应用。

4．磷霉素钠盐每克含 0.32g 钠，心功能不全、高血压及需要控制钠盐摄入量的患者应用本药时需加以注意。

5．静脉用药时，应将每 4g 磷霉素钠溶于至少 250ml 液体中，滴注速度不宜过快，以减少静脉炎的发生。

喹 诺 酮 类

临床上常用者为氟喹诺酮类，有诺氟沙星、氧氟沙星、环丙沙星、左氧氟沙星、莫西沙星等。其中左氧氟沙星、莫西沙星对肺炎链球菌、A 组溶血性链球菌等革兰阳性球菌、衣原体属、支原体属、军团菌等细胞内病原或厌氧菌的作用强。

【适应证】

1．泌尿生殖系统感染　本类药物可用于肠杆菌科细菌和铜绿假单胞菌等所致的尿路感染；细菌性前列腺炎和非淋菌性尿道炎以及宫颈炎。诺氟沙星限用于单纯性下尿路感染或肠道感染。但应注意，目前国内尿路感染的主要病原菌大肠埃希菌中，耐药株已达半数以上，应尽量参考药敏试验结果选用。本类药物已不再推荐用于淋球菌感染。

2．呼吸道感染　环丙沙星、左氧氟沙星等主要适用于肺炎克雷伯菌、肠杆菌属、假单胞菌属等革兰阴性杆菌所致的下呼吸道感染。左氧氟沙星、莫西沙星等可用于肺炎链球菌和 A 组溶血性链球菌所致的急性咽炎和扁桃体炎、中耳炎和鼻窦炎等，及肺炎链球菌、支原体、衣原体等所致社区获得性肺炎，此外亦可用于敏感革兰阴性杆菌所致下呼吸道感染。

3．伤寒沙门菌感染　在成人患者中本类药物可作为首选。

4．志贺菌属、非伤寒沙门菌属、副溶血弧菌等所致成人肠道感染。

5．腹腔、胆道感染及盆腔感染　需与甲硝唑等抗厌氧菌药物合用。莫西沙星可单药治疗轻症复杂性腹腔感染。

6．甲氧西林敏感葡萄球菌属感染。MRSA 对本类药物耐药率高。

7．部分品种可与其他药物联合应用，作为治疗耐药结核分枝杆菌和其他分枝杆菌感染的二线用药。

【注意事项】

1. 对喹诺酮类药物过敏的患者禁用。

2. 18 岁以下未成年患者避免使用本类药物。

3. 制酸剂和含钙、铝、镁等金属离子的药物可减少本类药物的吸收，应避免同用。

4. 依诺沙星、培氟沙星等与咖啡因、丙磺舒、茶碱类、华法林和环孢素同用可减少后数种药物的清除，使其血药浓度升高。

5. 妊娠期及哺乳期患者避免应用本类药物。

6. 本类药物偶可引起抽搐、癫痫、意识改变、视力损害等严重中枢神经系统不良反应，在肾功能减退或有中枢神经系统基础疾病的患者中易发生，因此本类药物不宜用于有癫痫或其他中枢神经系统基础疾病的患者。肾功能减退患者应用本类药物时，需根据肾功能减退程度减量用药，以防发生由于药物在体内蓄积而引起的抽搐等中枢神经系统严重不良反应。

7. 本类药物可能引起皮肤光敏反应、关节病变、肌腱炎、肌腱断裂（包括各种给药途径，有的病例可发生在停药后）等，并偶可引起心电图 QT 间期延长等，加替沙星可引起血糖波动，用药期间应注意密切观察。

8. 应严格限制本类药物作为外科围手术期预防用药。

磺　胺　类

本类药物属广谱抗菌药，对革兰阳性菌和革兰阴性菌均具抗菌作用，但目前细菌对该类药物的耐药现象普遍存在。磺胺类药体外对下列病原微生物亦具活性：星形诺卡菌、恶性疟原虫和鼠弓形虫。根据药代动力学特点和临床用途，本类药物可分为：①口服易吸收可全身应用者，如磺胺甲噁唑、磺胺嘧啶、磺胺多辛、复方磺胺甲噁唑（磺胺甲噁唑与甲氧苄啶，SMZ/TMP）、复方磺胺嘧啶（磺胺嘧啶与甲氧苄啶，SD/TMP）等；②口服不易吸收者如柳氮磺吡啶（SASP）；③局部应用者，如磺胺嘧啶银、醋酸磺胺米隆、磺胺醋酰钠等。

【适应证】

1. **全身应用的磺胺类药**　本类药物适用于大肠埃希菌等敏感肠杆菌科细菌引起的急性单纯性尿路感染，敏感大肠埃希菌、克雷伯菌属等肠杆菌科细菌引起的反复发作性、复杂性尿路感染，敏感伤寒和其他沙门菌属感染，肺孢菌肺炎的治疗与预防，小肠结肠炎耶尔森菌、嗜麦芽窄食单胞菌、部分耐甲氧西林金黄色葡萄球菌感染以及星形奴卡菌病等。磺胺多辛与乙胺嘧啶等抗疟药联合可用于氯喹耐药虫株所致疟疾的治疗和预防。

磺胺类药不宜用于 A 组溶血性链球菌所致扁桃体炎或咽炎以及立克次体病、支原体感染的治疗。

2. 局部应用磺胺类药　磺胺嘧啶银主要用于预防或治疗Ⅱ、Ⅲ度烧伤继发创面细菌感染，如肠杆菌科细菌、铜绿假单胞菌、金黄色葡萄球菌、肠球菌属等引起的创面感染。醋酸磺胺米隆适用于烧伤或大面积创伤后的铜绿假单胞菌感染。磺胺醋酰钠则用于治疗结膜炎、沙眼等。柳氮磺吡啶口服不易吸收，主要用于治疗溃疡性结肠炎。

【注意事项】

1. 禁用于对任何一种磺胺类药物过敏以及对呋塞米、砜类（如氨苯砜、醋氨苯砜等）、噻嗪类利尿药、磺脲类、碳酸酐酶抑制剂过敏的患者。

2. 本类药物引起的过敏反应多见，可表现为光敏反应、药物热、血清病样反应等，偶可表现为严重的渗出性多形红斑、中毒性表皮坏死松解型药疹等。因此过敏体质及对其他药物有过敏史的患者应尽量避免使用本类药物。

3. 本类药物可致粒细胞减少、血小板减少及再生障碍性贫血，用药期间应定期检查周围血象变化。红细胞中缺乏葡萄糖 -6- 磷酸脱氢酶患者易发生溶血性贫血及血红蛋白尿，在新生儿和儿童中较成人多见。

4. 本类药物可致肝脏损害，引起黄疸、肝功能减退；严重者可发生肝坏死，用药期间需定期监测肝功能。肝病患者应避免使用本类药物。

5. 本类药物可致肾损害，用药期间应监测肾功能。肾功能减退、失水、休克及老年患者应用本类药物易加重或出现肾损害，应避免使用。

6. 本类药物可引起脑性核黄疸，因此禁用于新生儿及 2 个月龄以下婴儿。

7. 妊娠期、哺乳期患者应避免用本类药物。

8. 用药期间应多饮水，维持充分尿量，以防结晶尿的发生，必要时可服用碱化尿液的药物。

呋 喃 类

国内临床应用的呋喃类药物包括呋喃妥因、呋喃唑酮和呋喃西林。

【适应证】

1. 呋喃妥因　体外药敏结果显示多数大肠埃希菌对本品敏感。本品对腐生葡萄球菌和肠球菌属也具抗菌活性。可用于大肠埃希菌、腐生葡萄球菌、肠球菌属及克雷伯菌属等细菌敏感菌株所致的急性单纯性膀胱炎,亦可用于预防尿路感染。

2. 呋喃唑酮　主要用于治疗志贺菌属、沙门菌属、霍乱弧菌引起的肠道感染。

3. 呋喃西林　仅局部用于治疗创面、烧伤、皮肤等感染;也可用于膀胱冲洗。

【注意事项】

1. 禁用于对呋喃类药物过敏、肾功能减退(内生肌酐清除率<50ml/min)、妊娠后期(38~42 周)及分娩的患者。

2. 缺乏葡萄糖 -6- 磷酸脱氢酶患者应用呋喃类药物可发生溶血性贫血,缺乏此酶者不宜应用。新生儿禁用。

3. 哺乳期患者服用本类药物时应停止哺乳。

4. 大剂量、长疗程应用及肾功能损害患者可能发生头痛、肌痛、眼球震颤、周围神经炎等不良反应。

5. 呋喃妥因服用 6 个月以上的长程治疗者偶可发生弥漫性间质性肺炎或肺纤维化,应严密观察以便尽早发现,及时停药。

6. 服用呋喃唑酮期间,禁止饮酒及含酒精饮料。

硝基咪唑类

硝基咪唑类有甲硝唑、替硝唑和奥硝唑等,对拟杆菌属、梭杆菌属、普雷沃菌属、梭菌属等厌氧菌均具高度抗菌活性,对滴虫、阿米巴和蓝氏贾第鞭毛虫等原虫亦具良好活性。

【适应证】

1. 可用于各种厌氧菌的感染,包括腹腔感染、盆腔感染、肺脓肿、脑脓肿等,治疗混合感染时,通常需与抗需氧菌抗菌药物联合应用。

2．口服可用于艰难梭菌所致的假膜性肠炎、幽门螺杆菌所致的胃窦炎、牙周感染及加德纳纳菌阴道炎等。但应注意幽门螺杆菌对甲硝唑耐药率上升趋势和地区差异。

3．可用于肠道及肠外阿米巴病、阴道滴虫病、贾第虫病、结肠小袋纤毛虫等寄生虫病的治疗。

4．与其他抗菌药物联合，可用于某些盆腔、肠道及腹腔等手术的预防用药。

【注意事项】

1．禁用于对硝基咪唑类药物过敏的患者。

2．妊娠早期（3个月内）患者应避免应用。哺乳期患者用药期间应停止哺乳。

3．本类药物可能引起粒细胞减少及周围神经炎等，神经系统基础疾患及血液病患者慎用。

4．用药期间禁止饮酒及含酒精饮料，以免产生戒酒硫样反应。

5．肝功能减退可使本类药物在肝脏代谢减慢而导致药物在体内蓄积，因此肝病患者应减量应用。

抗分枝杆菌药

本类药物主要包括异烟肼、利福平、利福喷汀、乙胺丁醇、吡嗪酰胺、对氨基水杨酸，以及固定剂量复合片。

一、异烟肼

对各型结核分枝杆菌都有高度选择性抗菌作用，是目前抗结核病药物中具有最强杀菌作用的合成抗菌药物，对其他细菌无作用。

【适应证】

1．结核病的治疗　异烟肼是治疗结核病的一线药物，适用于各种类型结核病，但必须与其他抗结核病药联合应用。

2．结核病的预防　本药既可单用，也可与其他抗结核病药联合使用。

3．非结核分枝杆菌病的治疗　异烟肼对部分非结核分枝杆菌病有一定的治疗效果，但需联合用药。

【注意事项】

1．本药禁用于对异烟肼过敏，肝功能不正常者，精神病患者和癫痫患者。

2．周围神经病变或严重肾功能损害者应慎用。

3．本药与丙硫异烟胺、吡嗪酰胺、利福平等其他抗结核病药物合用时,可增加本药的肝毒性,用药期间应密切观察有无肝炎的前驱症状,并定期监测肝功能,避免饮用含酒精饮料。

4．本药可引起周围神经炎,服药期间患者出现轻度手脚发麻、头晕者可服用维生素 B_1 或 B_6,严重者应立即停药。

5．妊娠期患者确有应用指征时,必须充分权衡利弊后决定是否采用。哺乳期患者用药期间应停止哺乳。

二、利福平

利福平对结核分枝杆菌、麻风分枝杆菌和其他部分非结核分枝杆菌均具抗菌作用。

【适应证】

利福平适用于各种类型结核病、麻风和非结核分枝杆菌感染的治疗,但单独用药可迅速产生耐药性,必须与其他抗结核病药联合应用。

【注意事项】

1．对本药或利福霉素类过敏的患者禁用。

2．用药期间应定期检查周围血象及肝功能。肝病患者、有黄疸史和酒精中毒者慎用。

3．服药期间不宜饮酒。

4．本药对动物有致畸作用,妊娠期患者确有应用指征时应充分权衡利弊后决定是否采用,妊娠早期患者应避免使用。哺乳期患者用药期间应停止哺乳。

5．5 岁以下儿童患者应用资料尚不充分。

6．患者服药期间大、小便,唾液,痰,泪液等可呈红色。

三、利福喷汀

【适应证】

抗菌谱与利福平相同,在抗结核联合治疗方案中主要作间歇给药治疗用,应与其他抗结核药联合应用。亦可用于非结核性分枝杆菌感染的治疗,与其他抗麻风药联合用于麻风治疗可能有效。

【注意事项】

1．成人每次 0.6g(体重<50kg 者应酌减),空腹(餐前 1 小

时)服用,一周服药1～2次。

2．不良反应比利福平轻微,少数病例可出现白细胞、血小板减少;丙氨酸氨基转移酶升高;皮疹、头昏、失眠等。胃肠道反应较少。

3．对该品或利福霉素类抗菌药过敏者禁用。

4．黄疸患者及孕妇禁用,肝功能异常、白细胞显著减少者须在严密观察下使用或忌用。

四、乙胺丁醇

【适应证】

本药与其他抗结核病药联合治疗结核分枝杆菌所致的各型肺结核和肺外结核,亦可用于非结核分枝杆菌病的治疗。

【注意事项】

1．对本药过敏的患者禁用。

2．球后视神经炎为本药的主要不良反应,尤其在疗程长、每日剂量超过 15mg/kg 的患者中发生率较高。用药前和用药期间应每日检查视野、视力、红绿鉴别力等,一旦出现视力障碍或下降,应立即停药。

3．用药期间应定期监测血清尿酸,痛风患者慎用。

4．妊娠期患者确有应用指征时应充分权衡利弊后决定是否采用。

5．哺乳期患者用药期间应停止哺乳。

6．13岁以下儿童患者应用资料尚不充分。

五、吡嗪酰胺

【适应证】

吡嗪酰胺仅对结核分枝杆菌有效,对其他分枝杆菌及其他微生物无效。对异烟肼耐药菌株仍有抗菌作用。与其他抗结核病药联合用于各种类型的肺结核和肺外结核。本药通常在强化期应用(一般为2个月),是短程化疗的联合用药之一。

【注意事项】

1．对本药过敏、严重肝脏损害或急性痛风的患者禁用。

2．肝功能减退患者不宜应用,原有肝脏病、显著营养不良或痛风的患者慎用。

3．妊娠期患者确有应用指征时应充分权衡利弊后决定是否采用。哺乳期患者用药期间应停止哺乳。

4．服药期间应避免日光曝晒，因可引起光敏反应或日光性皮炎。一旦发生光敏反应，应立即停药。

5．糖尿病患者服用本药后血糖较难控制，应注意监测血糖，及时调整降糖药用量。

六、对氨基水杨酸

【适应证】

对氨基水杨酸仅对分枝杆菌有效，须与其他抗结核病药联合应用。本药为二线抗结核病药物，静脉滴注可用于治疗结核性脑膜炎或急性播散性结核病。

【注意事项】

1．禁用于对本药过敏、严重肾病或正在咯血的患者。消化性溃疡，肝、肾功能不全者慎用，大剂量使用本药（12g）静脉滴注2～4小时可能引发血栓性静脉炎，应予注意。

2．本药静脉滴注液必须新鲜配制，静脉滴注时应避光，以防减效。

3．用药期间应定期作肝、肾功能测定，出现肝功能损害或黄疸者，应立即停药并进行保肝治疗。本药大剂量应用可能抑制肝脏凝血酶原的生成，可给予维生素K预防出血。

4．本药可引起结晶尿、蛋白尿、管型尿及血尿等，碱化尿液可减少对肾脏的刺激和毒性反应。

5．妊娠期患者确有应用指征时应充分权衡利弊后决定是否采用。哺乳期患者用药期间应停止哺乳。

七、固定剂量复合片

常用的固定剂量复合片有两种：异烟肼 - 利福平 - 吡嗪酰胺和异烟肼 - 利福平两个复方制剂。

【适应证】

异烟肼 - 利福平 - 吡嗪酰胺复合片适用于结核病短程化疗的强化期（即在起始治疗的2～3个月）使用，通常为2个月，需要时也可加用其他抗结核病药物。异烟肼 - 利福平复合片用于结核病的初治和非多重耐药结核病患者的维持期治疗。

【注意事项】

参见利福平、异烟肼和吡嗪酰胺。

抗 真 菌 药

一、两性霉素B及其含脂制剂

两性霉素 B 为多烯类抗真菌药,通过与敏感真菌细胞膜上的甾醇相结合,引起细胞膜的通透性改变,导致细胞内重要物质渗漏,而使真菌细胞死亡。

两性霉素 B 现有品种为两性霉素 B 去氧胆酸盐和 3 种含脂制剂:两性霉素 B 脂质复合体(ABLC,Abelcet®)、两性霉素 B 胆固醇复合体(ABCD,Amphotec®,Amphocil®)和两性霉素 B 脂质体(L-AmB,AmBisome®)。两性霉素 B 含脂制剂可使与输注相关的不良反应和肾毒性明显减少,在肝、脾、肺等组织中浓度增加,肾组织浓度降低。

【适应证】

1. 两性霉素 B 去氧胆酸盐 适用于下列真菌所致侵袭性真菌感染的治疗:隐球菌病、芽生菌病、播散性念珠菌病、球孢子菌病、组织胞浆菌病,由毛霉属、根霉属、犁头霉属、内孢霉属和蛙粪霉属等所致的毛霉病,由申克孢子丝菌引起的孢子丝菌病,曲霉所致的曲霉病、暗色真菌病等。本药尚可作为美洲利什曼原虫病的替代治疗药物。

2. 两性霉素 B 含脂制剂 适用于肾功能不全患者侵袭性曲霉病、不能耐受有效剂量的两性霉素 B 去氧胆酸盐,以及两性霉素 B 去氧胆酸盐治疗无效的侵袭性真菌病患者。两性霉素 B 脂质体还可用于中性粒细胞缺乏伴发热疑为真菌感染患者的经验治疗。

【注意事项】

1. 对本类药物过敏的患者禁用。

2. 两性霉素 B 毒性大,不良反应多见,但本药有时是某些致命性侵袭性真菌病唯一疗效比较肯定的治疗药物,因此必须从其拯救生命的效益和可能发生的不良反应两方面权衡考虑是否选用本药。

3. 两性霉素 B 所致肾功能损害常见,少数患者可发生肝毒性、低钾血症、血液系统毒性,因此用药期间应定期测定肾功能、肝功能、血电解质、周围血象、心电图等,以尽早发现异常,及时处理。应避免联合应用其他肾毒性药物,出现肾功能损害时,根据其损害程度减量给药或暂停用药。原有严重肝病者不宜选用本类药物。

4．原有肾功能减退,或两性霉素 B 治疗过程中出现严重肾功能损害或其他不良反应,不能耐受两性霉素 B(去氧胆酸盐)治疗者,可考虑选用两性霉素 B 含脂制剂。

5．本类药物需避光缓慢静脉滴注,常规制剂每次静脉滴注时间为 4～6 小时或更长;含脂制剂通常为 2～4 小时。给药前可给予解热镇痛药或抗组胺药或小剂量地塞米松静脉推注,以减少发热、寒战、头痛等全身反应。

6．如果治疗中断 7 天以上,需重新自小剂量(0.25mg/kg)开始用药,逐渐递增剂量。

7．本品属妊娠期 B 类药物,孕妇确有应用指征时方可使用。哺乳期患者用药期间应停止哺乳。

二、氟胞嘧啶

氟胞嘧啶在真菌细胞内代谢为氟尿嘧啶,替代尿嘧啶进入真菌的 RNA,从而抑制 DNA 和 RNA 的合成,导致真菌死亡。对新型隐球菌、念珠菌属具有良好抗菌作用,但非白念珠菌对该药的敏感性较白念珠菌差。

【适应证】

适用于敏感新型隐球菌、念珠菌属所致严重感染的治疗。本药单独应用时易引起真菌耐药,通常与两性霉素 B 联合应用。

【注意事项】

1．本药禁用于严重肾功能不全及对本药过敏的患者。

2．下列情况应慎用本药:骨髓抑制、血液系统疾病或同时接受骨髓抑制药物的患者,肝、肾功能损害的患者。

3．老年及肾功能减退患者应根据肾功能减退程度调整剂量,并尽可能进行血药浓度监测。

4．用药期间应定期检查周围血象、尿常规及肝、肾功能。

5．定期进行血液透析和腹膜透析的患者,每次透析后应补给一次剂量。

6．本品属妊娠期用药 C 类。孕妇如确有应用指征,仔细权衡利弊后决定是否应用。哺乳期患者用药期间应停止哺乳。

7．不推荐儿童患者应用本药。

三、吡咯类

吡咯类包括咪唑类和三唑类,具有广谱抗真菌作用,咪唑类药物常用者有酮康唑、咪康唑、克霉唑等,主要为局部用药。三唑类中已上市品种有氟康唑、伊曲康唑、伏立康唑和泊沙康唑,主要用于治疗侵袭性真菌病。

【适应证】

1. 氟康唑 ①念珠菌病(克柔念珠菌除外):用于治疗口咽部和食管感染;播散性念珠菌病,包括血流感染、腹膜炎、肺炎、尿路感染等;念珠菌外阴阴道炎。尚可用于骨髓移植受者接受细胞毒类药物或放射治疗时,预防念珠菌感染的发生。②新型隐球菌病,以及隐球菌性脑膜炎经两性霉素 B 联合氟胞嘧啶初治后的维持治疗用药。③球孢子菌病。④作为芽生菌病的可选用药。

2. 酮康唑 念珠菌病、芽生菌病、球孢子菌病、组胞浆菌病、暗色真菌病和副球孢子菌病。本药难以通过血脑屏障,故不用于上述真菌感染累及中枢神经系统者。由于本药的肝毒性,近年临床应用日趋减少,以皮肤局部应用为主。

3. 伊曲康唑 ①静脉注射液适用于中性粒细胞缺乏怀疑真菌感染患者的经验治疗,还适用于治疗肺部及肺外芽生菌病,组织胞浆菌病,以及不能耐受两性霉素 B 或两性霉素 B 治疗无效的曲霉病。②胶囊剂适用于皮肤真菌所致的足趾和(或)手指甲癣。因胶囊剂口服吸收差,现较少用于侵袭性真菌病的治疗。③口服制剂可与本品注射剂序贯使用,用于中性粒细胞缺乏怀疑真菌感染患者的经验治疗,也可用于口咽部和食管念珠菌病的治疗。伊曲康唑注射及口服后,尿液和脑脊液中均无原形药,故不宜用于尿路感染和中枢神经系统感染的治疗。

4. 伏立康唑 侵袭性曲霉病,非粒细胞缺乏患者念珠菌血症及念珠菌属所致播散性皮肤感染、腹部、肾脏、膀胱壁及伤口感染;食管念珠菌病,不能耐受其他药物或经其他药物治疗无效的赛多孢菌属和镰孢霉属所致的严重感染。

5. 泊沙康唑 13 岁及以上严重免疫功能缺陷患者(如造血干细胞移植受者发生移植物抗宿主反应,或血液系统恶性肿瘤化疗后长期中性粒细胞缺乏者),预防侵袭性曲霉病和念珠菌病;口咽部念珠菌病的治疗,包括伊曲康唑或氟康唑治疗无效者。此外,本品在体外对毛霉属、根霉属等接合菌具良好抗菌活性。

【注意事项】

1．禁用于对本类药物及其赋形剂过敏的患者。

2．本类药物禁止与西沙必利、阿司咪唑、特非那定和三唑仑合用,因可导致严重心律紊乱。

3．本类药物可致肝毒性,以酮康唑较为多见。表现为一过性肝酶升高,偶可出现严重肝毒性,包括肝衰竭和死亡。因此在治疗过程中应严密观察临床征象及监测肝功能,一旦出现临床症状或肝功能持续异常,须立即停止治疗。肝病患者有明确应用指征时,应权衡利弊后决定是否用药。

4．伊曲康唑不可用于充血性心力衰竭以及有充血性心力衰竭病史的患者。

5．伊曲康唑和伏立康唑注射剂中的赋形剂主要经肾排泄,因此两者注射剂分别不宜用于肌酐清除率<30ml/min(伊曲康唑)和<50ml/min(伏立康唑)的患者。

6．氟康唑、酮康唑和伊曲康唑为妊娠期用药 C 类,孕妇患者确有应用指征时,应充分权衡利弊后决定是否应用;伏立康唑为妊娠期用药 D 类,孕妇应避免应用,但在确有应用指征且患者受益大于可能的风险时可在严密观察下慎用。

7．酮康唑不宜用于 2 岁以下儿童;氟康唑不推荐用于 6 个月以下婴儿;伊曲康唑不推荐用于儿童患者;伏立康唑不推荐用于 2 岁以下儿童患者。儿童患者确有应用指征时,须充分权衡利弊后决定是否应用。

8．伏立康唑通过细胞色素 P_{450} 同工酶代谢,与华法林、环孢素 A、他克莫司、苯妥因、奥美拉唑、非核苷类逆转录酶抑制剂、苯二氮䓬类、他汀类、双氢吡啶钙通道阻滞剂、磺脲类口服降糖药、长春花碱等药物存在相互作用。

9．泊沙康唑禁止与麦角生物碱类药物(麦角胺、二氢麦角胺)合用;泊沙康唑可通过抑制 CYP3A4,干扰其他药物代谢,禁止与 CYP3A4 底物,特非那定、阿司咪唑、西沙必利、卤泛群或奎尼丁合用,因其可增加上述药物的血浓度,导致 Q-T 间期延长,但尖端扭转性室性心动过速极少见;泊沙康唑应避免与西咪替丁、利福布汀、苯妥因合用,除非利大于弊。泊沙康唑与环孢素、他克莫司及咪唑达仑合用时,后数者需减量使用,并监测血药浓度。

四、棘白菌素类

棘白菌素类抗真菌药物能抑制许多丝状真菌和念珠菌细胞壁成分 β-$(1,3)$-D-葡聚糖的合成，使真菌细胞溶解。该类药物对烟曲霉、黄曲霉、土曲霉和黑曲霉具良好抗菌活性，对白念珠菌等多数念珠菌属具高度抗菌活性，但对近平滑念珠菌作用相对较弱。新型隐球菌对本品天然耐药。目前国内已上市的棘白菌素类抗真菌药有卡泊芬净和米卡芬净。

【适应证】

1. 卡泊芬净　适用于成人和儿童（三个月及以上）的下述真菌感染：①念珠菌血流感染和下列念珠菌感染：腹腔脓肿、腹膜炎和胸腔感染。②食管念珠菌病。③难治性或不能耐受其他抗真菌药治疗[如两性霉素 B 去氧胆酸盐、两性霉素 B 含脂制剂和（或）伊曲康唑]的侵袭性曲霉病。④中性粒细胞缺乏伴发热经广谱抗菌药治疗无效疑为真菌感染患者的经验治疗。

2. 米卡芬净　成人和 4 个月及以上儿童下述感染的治疗与预防：①念珠菌属血流感染、急性播散性念珠菌病、念珠菌腹膜炎和腹腔脓肿。②食管念珠菌病。③造血干细胞移植受者移植前预防念珠菌病。④侵袭性曲霉病（临床资料有限）。

【注意事项】

1. 禁用于对本类药物过敏的患者。

2. 本类药物属妊娠期用药 C 类，孕妇患者确有应用指征时，应充分权衡利弊后决定是否应用。哺乳期患者用药期间应停止哺乳。

3. 除非利大于弊卡泊芬净不宜与环孢素合用，因可导致血清转氨酶升高。

4. 应用米卡芬净可能发生血管内溶血和血红蛋白尿，此时应充分权衡利弊决定是否继续用药。

五、特比萘芬

【适应证】

适用于皮肤癣菌所致的手指及足趾甲癣。

【注意事项】

1. 禁用于对本药及其赋形剂过敏的患者。

2. 本药有肝毒性，在治疗过程中应定期检查肝功能，如出现异常应及时停药。肝硬化或活动性肝病的患者不宜应用本药。

3．肾功能受损（肌酐清除率低于 50ml/min 或血肌酐超过 300μmol/L）的患者剂量应减半。

4．本品属妊娠期 B 类用药，妊娠期患者确有应用指征时，应在充分权衡利弊后慎用。

5．不推荐儿童患者使用本药。

六、灰黄霉素

【适应证】

适用于治疗皮肤癣菌引起的各种浅部真菌病，包括头癣和手足癣等，目前仍为治疗头癣首选药物。

【注意事项】

1．本品禁用于卟啉病、肝功能衰竭及对本品过敏者。

2．灰黄霉素在动物实验中有致癌、致畸作用。

3．本品偶可致肝毒性，有肝病或肝功能损害者需权衡利弊后决定是否用药。

4．本品可诱发卟啉病、红斑狼疮。红斑狼疮患者如有指征应用该药时必须权衡利弊后决定。

5．男性患者在治疗期间及治疗结束后至少 6 个月应采取避孕措施。

6．孕妇禁用。育龄期妇女患者服药期间采取避孕措施，并持续至治疗结束后 1 个月。

7．疗程中需定期监测肝功能、周围血象、尿常规及肾功能。

8．2 岁以下儿童缺乏应用本品的资料。

七、制霉菌素

制霉菌素亦为多烯类抗真菌药，体外抗菌活性与两性霉素 B 相仿。本品口服后胃肠道不吸收。

【适应证】

适用于治疗皮肤黏膜念珠菌病，口服该药可治疗肠道或食管念珠菌病；局部用药治疗口腔念珠菌病、阴道念珠菌病和皮肤念珠菌病。

【注意事项】

1．对本品过敏的患者禁用。

2．孕妇及哺乳期妇女慎用。

第四部分

各类细菌性感染的经验性抗菌治疗原则

急性细菌性上呼吸道感染

急性上呼吸道感染是最常见的社区获得性感染,多由鼻病毒、冠状病毒、流感病毒、副流感病毒、腺病毒所致,有时也由肠道病毒所致,病程多为自限性,一般不需要使用抗菌药物,予以对症治疗即可痊愈,少数患者可原发或在病毒感染基础上继发细菌性感染,抗菌药物仅限于出现细菌感染症状,如咳脓痰或流脓涕、白细胞增高等时才应用。

急性细菌性咽炎及扁桃体炎

急性细菌性咽炎及扁桃体炎的病原菌主要为 A 组溶血性链球菌,少数为 C 组或 G 组溶血性链球菌。

【治疗原则】

1. 针对溶血性链球菌感染选用抗菌药物。

2. 必要时给药前先留取咽拭子培养,有条件者可做快速抗原检测试验(RADT)作为辅助病原诊断。

3. 由于溶血性链球菌感染后可发生非化脓性并发症(急性风湿热和肾小球肾炎),因此抗菌治疗以清除病灶中细菌为目的,疗程需 10 天。

【病原治疗】

1. 青霉素为首选,可选用青霉素 G,也可肌内注射普鲁卡因青霉素或口服青霉素 V,或口服阿莫西林,疗程均为 10 天。

2. 青霉素过敏患者可口服四环素或对溶血性链球菌敏感的氟喹诺酮类。大环内酯的应用应参照当地药敏情况。

3. 其他可选药有口服第一代或第二代头孢菌素,疗程 10 天,但不能用于有青霉素过敏性休克史的患者。

急性细菌性中耳炎

病毒性上呼吸道感染可合并轻度中耳炎表现,不需用抗菌药物,但如表现为急性起病的耳部疼痛、听力下降、发热、鼓膜进行性充血和膨隆,或已有鼓膜穿孔伴黄色渗液时,则需考虑急性细菌性中耳炎的临床诊断,可予以抗菌治疗。急性细菌性中耳炎的病原菌以肺炎链球菌、流感嗜血杆菌和卡他莫拉菌最为常见,三者约占病原菌的近 80%;少数为 A 组溶血性链球菌、金黄色葡萄球菌等。

【治疗原则】

1. 抗菌治疗应覆盖肺炎链球菌、流感嗜血杆菌和卡他莫拉菌等。

2. 疗程 7～10 天,以减少复发。

3. 中耳有渗液时需采取标本做细菌培养及药敏试验。

【病原治疗】

1. 初治可口服阿莫西林。如当地流感嗜血杆菌、卡他莫拉菌产 β- 内酰胺酶菌株多见时,也可口服阿莫西林 / 克拉维酸。

2. 其他可选药物有第一代或第二代口服头孢菌素。

3. 用药 3 天无效的患者应考虑为耐青霉素肺炎链球菌感染可能,可选用大剂量阿莫西林 / 克拉维酸口服或头孢曲松静脉滴注。

4. 青霉素过敏患者可慎用头孢菌素类(有青霉素过敏性休克史者除外)。

急性细菌性鼻窦炎

急性细菌性鼻窦炎常继发于病毒性上呼吸道感染,以累及上颌窦者为多见。病原菌以肺炎链球菌和流感嗜血杆菌最为常见,两者约占病原菌的 50% 以上;卡他莫拉菌在成人和儿童中各约占病原菌的 10% 和 20%;尚有少数为厌氧菌、金黄色葡萄球菌、A 组溶血性链球菌及革兰阴性杆菌。

【治疗原则】

1. 初始治疗应覆盖肺炎链球菌、流感嗜血杆菌和卡他莫拉菌,如阿莫西林 / 克拉维酸,而后根据治疗反应和细菌培养及药敏试验结果调整用药。

2. 局部用血管收缩药,以利于鼻窦内脓液引流。

3. 疗程 10～14 天,以减少复发。

【病原治疗】

抗菌药物的选用与急性细菌性中耳炎相同。

急性细菌性下呼吸道感染

急性气管 - 支气管炎

本病以病毒感染多见，多数病例为自限性。

【治疗原则】

1. 以对症治疗为主，不应常规使用抗菌药物。

2. 少数病例可由肺炎支原体、百日咳博德特菌或肺炎衣原体引起，此时可给予抗菌药物治疗。

3. 以下情况可予抗菌药物治疗：75 岁以上的发热患者；心力衰竭患者；胰岛素依赖性糖尿病患者；严重神经系统疾病患者。

【病原治疗】

1. 可能由肺炎支原体或百日咳博德特菌引起者，可采用大环内酯类、四环素类或氟喹诺酮类。

2. 肺炎衣原体感染可用多西环素、大环内酯类或氟喹诺酮类。

慢性阻塞性肺疾病急性加重

慢性阻塞性肺疾病（COPD）急性加重可由感染、空气污染或其他因素引起。

【治疗原则】

1. 具备呼吸困难加重、痰量增多和脓性痰 3 项症状，或 2 项症状而其中 1 项为脓性痰为抗菌治疗的指征。

2. 最常见病原为流感嗜血杆菌、肺炎链球菌和卡他莫拉菌，肺炎支原体相对少见。

3. 具备下列 2 条或 2 条以上标准，需考虑铜绿假单胞菌感染可能：最近住院史；经常（每年 4 次）或最近 3 个月使用抗菌药物；病情严重（FEV1<30% 预计值）；既往急性加重时曾分离出铜绿假单胞菌；有结构性肺病（如支气管扩张）；使用糖皮质激素者。

4. 注意结合当地病原体流行病学分布及抗菌药物的耐药情况。

5. 对疗效不佳的患者可参考痰液培养和药敏试验结果调整用药。

6. 轻症患者给予口服药,病情较重者可用注射剂。

【经验治疗】

见表 4-1。

表 4-1 慢性阻塞性肺疾病急性加重的经验治疗

不同人群	口服抗菌药物	口服替代药	静脉抗菌药物
轻度 COPD,无并发症	通常不需要。如需要:阿莫西林、多西环素	阿莫西林/克拉维酸第一、二代头孢菌素大环内酯类左氧氟沙星莫西沙星	
中、重度 COPD,无铜绿假单胞菌感染危险因素	阿莫西林/克拉维酸	第二、三代头孢菌素左氧氟沙星莫西沙星	阿莫西林/克拉维酸头孢曲松、头孢噻肟左氧氟沙星、莫西沙星
中、重度 COPD,伴有铜绿假单胞菌感染危险因素	环丙沙星	左氧氟沙星	抗假单胞菌 β-内酰胺类(头孢他啶、头孢吡肟、β-内酰胺类/β-内酰胺酶抑制剂、碳青霉烯类等)±氨基糖苷类或环丙沙星、左氧氟沙星

注:表中"±"是指两种及两种以上药物可联合应用,或可不联合应用(以下表格同)。

【病原治疗】

明确病原体后,对经验治疗效果不满意者,可按药敏试验结果调整用药,见表 4-2。

表 4-2　慢性阻塞性肺疾病急性加重的病原治疗

病原	宜选药物	可选药物	备注
流感嗜血杆菌	氨苄西林，阿莫西林，氨苄西林 / 舒巴坦，阿莫西林 / 克拉维酸	SMZ/TMP，第一代、第二代口服头孢菌素，氟喹诺酮类	10%～40% 菌株产 β- 内酰胺酶
肺炎链球菌 　青霉素敏感 　青霉素不敏感	青霉素 头孢曲松	阿莫西林，氨苄西林 氟喹诺酮类	青霉素不敏感菌株 10%～40%
卡他莫拉菌	SMZ/TMP，第一代、第二代口服头孢菌素	氟喹诺酮类，阿莫西林 / 克拉维酸，氨苄西林 / 舒巴坦	约 90% 菌株产 β- 内酰胺酶
肺炎支原体	大环内酯类、氟喹诺酮类	米诺环素、多西环素	经验性应用大环内酯类，尽量参照当地药敏情况
肺炎衣原体	大环内酯类	多西环素，氟喹诺酮类	
肺炎克雷伯菌等肠杆菌科细菌	第二代或第三代头孢菌素	氟喹诺酮类	

支气管扩张合并感染

　　支气管扩张合并急性细菌感染时，最常见病原菌为铜绿假单胞菌和流感嗜血杆菌，其次为肺炎链球菌和金黄色葡萄球菌，少见星形诺卡菌、曲霉、木糖氧化产碱杆菌及分枝杆菌等。

　　【治疗原则】

　　1. 呼吸道引流通畅。

　　2. 应进行痰病原体培养及药敏试验。

　　3. 铜绿假单胞菌感染危险因素参见慢性阻塞性肺疾病急性加重章节。

　　4. 尽量选用支气管渗透性良好并且能强效减少细菌负荷的抗菌药物。

　　【经验治疗】

　　见表 4-3。

表 4-3　支气管扩张合并感染的经验治疗

不同人群	口服抗菌药物	静脉抗菌药物
无铜绿假单胞菌感染危险因素	阿莫西林 / 克拉维酸 左氧氟沙星，莫西沙星 第二、三代头孢菌素	阿莫西林 / 克拉维酸 头孢曲松 头孢噻肟 莫西沙星 左氧氟沙星
有铜绿假单胞菌感染危险因素	左氧氟沙星，环丙沙星	抗假单胞菌 β- 内酰胺类（头孢他啶、头孢吡肟、β- 内酰胺类 /β- 内酰胺酶抑制剂、碳青霉烯类等）± 氨基糖苷类或环丙沙星，左氧氟沙星

【病原治疗】

明确病原体后，对经验治疗效果不满意者，可按药敏试验结果调整用药，见表 4-4。

表 4-4　支气管扩张合并感染的病原治疗

病原	宜选药物	可选药物
流感嗜血杆菌	阿莫西林，氨苄西林，阿莫西林 / 克拉维酸，氨苄西林 / 舒巴坦	第一代或第二代头孢菌素
肺炎链球菌		
青霉素敏感	青霉素	阿莫西林，氨苄西林
青霉素不敏感	头孢曲松	氟喹诺酮类
厌氧菌	阿莫西林 / 克拉维酸，氨苄西林 / 舒巴坦	克林霉素，甲硝唑
肺炎克雷伯菌等肠杆菌科细菌	第三代头孢菌素	氟喹诺酮类，第四代头孢菌素
铜绿假单胞菌	环丙沙星、左氧氟沙星	抗假单胞菌 β- 内酰胺类（头孢他啶、头孢吡肟、β- 内酰胺类 /β- 内酰胺酶抑制剂、碳青霉烯类等）± 氨基糖苷类或环丙沙星，左氧氟沙星

社区获得性肺炎

【治疗原则】

1．依据病情严重程度决定门诊或住院治疗，以及是否需要入住 ICU，并尽早给予初始经验性抗感染治疗。

2．注意结合当地病原体分布及抗菌药物耐药情况，选用抗菌药物。

3．住院患者入院后应立即采取痰标本，做涂片革兰染色检查及培养；体温高、全身症状严重者应同时送血培养。

4．轻症且胃肠道功能正常患者可选用生物利用度良好的口服药物；重症患者选用静脉给药，待临床表现显著改善并能口服时改用口服药。

【经验治疗】

见表 4-5。

表 4-5　不同人群社区获得性肺炎初始经验治疗

不同人群	常见病原体	初始经验治疗的抗菌药物选择
青壮年、无基础疾病患者	肺炎链球菌、肺炎支原体、流感嗜血杆菌、肺炎衣原体等	青霉素；阿莫西林；多西环素、米诺环素；第一代或第二代头孢菌素；呼吸喹诺酮类[*]
老年人或有基础疾病患者	肺炎链球菌、流感嗜血杆菌、需氧革兰阴性杆菌、金黄色葡萄球菌、卡他莫拉菌等	第二代头孢菌素（头孢呋辛、头孢丙烯、头孢克洛等）单用或联合大环内酯类；阿莫西林/克拉维酸、氨苄西林/舒巴坦单用或联合大环内酯类；呼吸喹诺酮类
需入院治疗、但不必收住 ICU 的患者	肺炎链球菌、流感嗜血杆菌、混合感染（包括厌氧菌）、需氧革兰阴性杆菌、金黄色葡萄球菌、肺炎支原体、肺炎衣原体	第二代头孢菌素单用或联合四环素类、大环内酯类静脉给药；静脉滴注呼吸喹诺酮类；阿莫西林/克拉维酸、氨苄西林/舒巴坦单用或联合四环素类、大环内酯类静脉给药；头孢噻肟、头孢曲松单用或联合四环素类、大环内酯类静脉给药

续表

不同人群	常见病原体	初始经验治疗的抗菌药物选择
需入住 ICU 的重症患者 A 组:无铜绿假单胞菌感染危险因素	肺炎链球菌、需氧革兰阴性杆菌、嗜肺军团菌、肺炎支原体、流感嗜血杆菌、金黄色葡萄球菌等	头孢曲松或头孢噻肟联合大环内酯类或喹诺酮类静脉给药;静脉滴注呼吸喹诺酮类联合氨基糖苷类;阿莫西林/克拉维酸、氨苄西林/舒巴坦单用或联合大环内酯类或喹诺酮类静脉给药;厄他培南联合大环内酯类静脉给药
B 组:有铜绿假单胞菌感染危险因素	A 组常见病原体 + 铜绿假单胞菌	具有抗假单胞菌活性的 β- 内酰胺类抗菌药物(如头孢他啶、头孢吡肟、哌拉西林/他唑巴坦、亚胺培南、美罗培南等)联合大环内酯类或环丙沙星,左氧氟沙星静脉给药,必要时还可同时联用氨基糖苷类

注: *呼吸喹诺酮类包括莫西沙星、左氧氟沙星和吉米沙星。

医院获得性肺炎

早发医院获得性肺炎(入院>2 天~<5 天发生)病原体多为敏感菌,预后较好。晚发医院获得性肺炎(入院≥5 天发生)致病菌以多重耐药菌为主,病死率较高。国内多中心研究结果表明,既往 90 天应用过抗菌药物者,早发者也可能由耐药细菌引起,且同样有较高的病死率,因此参照本地区、本医院近期病原学资料最为重要。

【治疗原则】

1. 应重视病原检查,给予抗菌治疗前先采取痰标本进行涂片革兰染色检查及培养,体温高、全身症状严重者同时送血培养及药敏试验。

2. 尽早开始经验治疗。首先采用针对常见病原菌的经验治疗。明确病原后,根据药敏试验结果调整用药。

3. 疗程根据不同病原菌、病情严重程度、基础疾病等因素而定。初始宜采用注射剂,病情显著好转或稳定后并能口服时改用口服药。

【经验治疗】

1. 早发性医院获得性肺炎可能的病原体主要为肺炎链球

菌、流感嗜血杆菌、甲氧西林敏感金黄色葡萄球菌以及大肠埃希菌、肺炎克雷伯菌、肠杆菌属、变形杆菌属、黏质沙雷菌等肠杆菌科细菌。推荐选用头孢曲松，或左氧氟沙星、环丙沙星、莫西沙星等氟喹诺酮类药物，或氨苄西林 / 舒巴坦、阿莫西林 / 克拉维酸等 β- 内酰胺类 /β- 内酰胺酶抑制剂，或厄他培南。

2. 晚发性医院获得性肺炎的病原菌除早发性医院获得性肺炎病原菌外，更多为多重耐药的肺炎克雷伯菌等肠杆菌科细菌，铜绿假单胞菌、不动杆菌属等非发酵糖细菌，耐甲氧西林金黄色葡萄球菌（MRSA），嗜肺军团菌。宜选用抗假单胞菌的 β-内酰胺类（如头孢他啶、头孢吡肟、哌拉西林 / 他唑巴坦、头孢哌酮 / 舒巴坦、亚胺培南、美罗培南等），必要时联合抗假单胞菌喹诺酮类或抗假单胞菌氨基糖苷类。如怀疑 MRSA，宜加用糖肽类或利奈唑胺。如怀疑嗜肺军团菌，宜加用大环内酯类和（或）氟喹诺酮类，多西环素。

【病原治疗】

明确病原体后，对经验治疗效果不佳者，可按药敏试验结果调整用药，见表 4-6。

表 4-6　医院获得性肺炎的病原治疗

病原	宜选药物	可选药物	备注
金黄色葡萄球菌			
甲氧西林敏感	苯唑西林、氯唑西林	第一代或第二代头孢菌素	
甲氧西林耐药	糖肽类、利奈唑胺	磷霉素，利福平，SMZ/TMP 与糖肽类联合，不宜单用	
肠杆菌科细菌	第二代或第三代头孢菌素单用或联合氨基糖苷类	氟喹诺酮类，β-内酰胺类 /β- 内酰胺酶抑制剂，碳青霉烯类	
铜绿假单胞菌	哌拉西林，头孢他啶，头孢吡肟，环丙沙星、左氧氟沙星，联合氨基糖苷类	具有抗铜绿假单胞菌作用的 β- 内酰胺类 /β- 内酰胺酶抑制剂或碳青霉烯类 + 氨基糖苷类	通常需联合用药

续表

病原	宜选药物	可选药物	备注
不动杆菌属	氨苄西林 / 舒巴坦,头孢哌酮 / 舒巴坦	碳青霉烯类,多黏菌素,替加环素	我国鲍曼不动杆菌对碳青霉烯类耐药严重,一般只在 MIC ≤ 8μg/ml 时使用,建议联合用药
厌氧菌	氨苄西林 / 舒巴坦,阿莫西林 / 克拉维酸	甲硝唑,克林霉素	

肺 脓 肿

常见病原菌为肺炎链球菌、金黄色葡萄球菌、肠杆菌科细菌及厌氧菌(主要为口腔厌氧菌)等,下呼吸道分泌物、血液、胸腔积液培养(包括厌氧菌培养)以及药物敏感试验,对确定病原诊断、指导抗菌治疗有重要价值。

【治疗原则】

1. 保持脓液引流通畅至关重要。

2. 在病原菌未明确前应选用能覆盖上述细菌的抗需氧菌和抗厌氧菌药物。明确病原菌后,根据药敏试验结果结合临床治疗反应调整用药。

3. 抗菌药物总疗程6~10周,或直至临床症状完全消失,X线胸片显示脓腔及炎性病变完全消散,仅残留纤维条索状阴影为止。

【病原治疗】

见表4-7。

表4-7 肺脓肿患者的病原治疗

病原	宜选药物	可选药物
厌氧菌	青霉素(大剂量),β-内酰胺类 /β- 内酰胺酶抑制剂	氨苄西林或阿莫西林 + 甲硝唑,克林霉素
金黄色葡萄球菌 甲氧西林敏感 甲氧西林耐药	苯唑西林、氯唑西林 糖肽类 ± 磷霉素或利奈唑胺	头孢唑林,头孢呋辛 糖肽类 + 利福平

续表

病原	宜选药物	可选药物
肺炎链球菌 　青霉素敏感 　青霉素不敏感	 青霉素 头孢噻肟，头孢曲松	 氨苄西林，阿莫西林 左氧氟沙星、莫西沙星
A 组溶血性链球菌	青霉素 G 或青霉素 V	氨苄西林，阿莫西林，第一代头孢菌素，克林霉素，氟喹诺酮类
肠杆菌科细菌	第三代头孢菌素 ± 氨基糖苷类	氟喹诺酮类、β- 内酰胺类 /β- 内酰胺酶抑制剂厄他培南

脓　胸

　　脓胸大多由多种细菌所引起。常见的病原菌在婴幼儿（<5 岁）多为金黄色葡萄球菌、肺炎链球菌、流感嗜血杆菌；在>5 岁、继发于急性肺炎后者，多为肺炎链球菌、A 组溶血性链球菌、金黄色葡萄球菌、流感嗜血杆菌；在亚急性和慢性患者，多为厌氧链球菌、拟杆菌属、肠杆菌科细菌。

【治疗原则】

　　1．积极引流，排除脓液，促进肺复张。

　　2．首先取脓液做涂片及培养，并结合临床经验用药。

　　3．按照治疗效果、细菌培养和药敏试验结果调整用药。

　　4．急性期宜注射用药，必要时也可胸腔内注射（限用于包裹性厚壁脓肿）。

　　5．给药剂量要足够充分，疗程宜长。通常应于体温正常后 2 周以上，患者周围血白细胞恢复正常，X 线胸片显示胸液吸收，方可考虑停药，以防止复发。总疗程 6～10 周或更长。

　　6．慢性脓胸患者应采取外科处理。

【病原治疗】

　　见表 4-8。

表 4-8　脓胸的病原治疗

病原	宜选药物	可选药物
厌氧菌	青霉素（大剂量），β- 内酰胺类 /β- 内酰胺酶抑制剂	氨苄西林或阿莫西林 + 甲硝唑，克林霉素

续表

病原	宜选药物	可选药物
金黄色葡萄球菌		
甲氧西林敏感	苯唑西林,氯唑西林	头孢唑林,头孢呋辛
甲氧西林耐药	糖肽类±磷霉素	糖肽类＋利福平,利奈唑胺
肺炎链球菌		
青霉素敏感	青霉素 G	氨苄西林,阿莫西林
青霉素耐药	头孢噻肟,头孢曲松	左氧氟沙星、莫西沙星
流感嗜血杆菌	氨苄西林,阿莫西林	氨苄西林／舒巴坦、阿莫西林／克拉维酸,第一代或第二代头孢菌素
肠杆菌科细菌	第三代头孢菌素±氨基糖苷类	氟喹诺酮类,β-内酰胺类/β-内酰胺酶抑制剂,氨基糖苷类（联合用药）

尿路感染（膀胱炎、肾盂肾炎）

急性单纯性上、下尿路感染病原菌 80% 以上为大肠埃希菌;而复杂性尿路感染的病原菌除仍以大肠埃希菌多见（30%～50%）,也可为肠球菌属、变形杆菌属、克雷伯菌属、铜绿假单胞菌等;医院获得性尿路感染的病原菌尚有葡萄球菌属、念珠菌属等。

【治疗原则】

1.给予抗菌药物前留取清洁中段尿,做病原菌培养及药敏试验。经验治疗时按常见病原菌给药;获知病原菌及药敏试验结果后,根据经验治疗效果及药敏试验结果酌情调整。

2.急性单纯性下尿路感染初发患者,首选口服用药,宜用毒性小、口服吸收好的抗菌药物,疗程通常为 3～5 天。

3.急性肾盂肾炎伴发热等明显全身症状的患者应注射给药,热退后可改为口服给药,疗程一般 2 周。反复发作性肾盂肾炎患者疗程需更长,并应特别关注预防措施。

4.对抗菌药物治疗无效的患者应进行全面尿路系统检查,若发现存在尿路结石、尿路解剖畸形或功能异常等复杂因素者,应予以矫正或相应处理。

5.尿管相关尿路感染,宜尽早拔除或更换导尿管。

6. 绝经后妇女反复尿路感染,应注意是否与妇科疾患相关,酌情请妇科协助治疗。

【经验治疗】

见表4-9。

表4-9　膀胱炎和肾盂肾炎的经验治疗

疾病	可能的病原菌	宜选药物	可选药物	备注
膀胱炎 (非孕妇)	大肠埃希菌 腐生葡萄球菌 肠球菌属	SMZ/TMP或呋喃妥因或磷霉素氨丁三醇或阿莫西林/克拉维酸	头孢氨苄或头孢拉定	
膀胱炎 (孕妇)	大肠埃希菌 腐生葡萄球菌 肠球菌属	呋喃妥因[1]或头孢克肟	磷霉素氨丁三醇或阿莫西林/克拉维酸	
急性肾盂肾炎	大肠埃希菌等肠杆菌科细菌 腐生葡萄球菌 肠球菌属	氨苄西林或阿莫西林或第一、二、三代头孢菌素	哌拉西林/他唑巴坦或氨苄西林/舒巴坦或阿莫西林/克拉维酸或氟喹诺酮类[2]或碳青霉烯类	
反复发作尿路感染	大肠埃希菌等肠杆菌科细菌 腐生葡萄球菌 肠球菌属	哌拉西林/他唑巴坦或氨苄西林/舒巴坦或阿莫西林/克拉维酸	呋喃妥因或磷霉素或氟喹诺酮类[2]或碳青霉烯类	碳青霉烯类用于重症或伴血流感染者

注:[1]呋喃妥因禁用于足月孕妇(孕38周以上)。

　　[2]大肠埃希菌对氟喹诺酮类耐药率达50%以上。

【病原治疗】

见表4-10。

表 4-10　尿路感染的病原治疗

疾病	病原菌	宜选药物	可选药物	备注
特异性尿道炎（非孕妇）	淋病奈瑟菌	头孢曲松或头孢克肟	头孢噻肟或头孢唑肟	应筛查梅毒 同时检查性伴侣
	沙眼衣原体	阿奇霉素	多西环素 或米诺环素	
特异性尿道炎（孕妇）	淋病奈瑟菌	阿莫西林 或头孢曲松	头孢噻肟 或头孢克肟	
	沙眼衣原体	阿奇霉素	红霉素	
膀胱炎	大肠埃希菌（ESBL 阴性）	呋喃妥因或磷霉素氨丁三醇 或 SMZ/TMP	头孢氨苄或头孢拉定	
	大肠埃希菌（ESBL 阳性）	阿莫西林/克拉维酸 氨苄西林/舒巴坦	呋喃妥因 或磷霉素氨丁三醇	
	腐生葡萄球菌	苯唑西林或氯唑西林 或 SMZ/TMP	第一、二代头孢菌素或磷霉素	
	肠球菌属	氨苄西林或阿莫西林 阿莫西林/克拉维酸	呋喃妥因、糖肽类 或磷霉素氨丁三醇	

续表

疾病	病原菌	宜选药物	可选药物	备注
肾盂肾炎	大肠埃希菌、克雷伯菌属等肠杆菌科细菌（ESBL 阴性）	第二代或第三代头孢菌素	氟喹诺酮类*或氨苄西林/舒巴坦或阿莫西林/克拉维酸	
	大肠埃希菌、克雷伯菌属等肠杆菌科细菌（ESBL 阳性）	哌拉西林/他唑巴坦或氨苄西林/舒巴坦或阿莫西林/克拉维酸	碳青霉烯类或厄他培南	
	腐生葡萄球菌（非 MRS）	苯唑西林 氯唑西林 糖肽类	第一、二代头孢菌素或氟喹诺酮类	
	腐生葡萄球菌（MRS）	糖肽类		
	肠球菌属	氨苄西林，阿莫西林 阿莫西林/克拉维酸	糖肽类	
	铜绿假单胞菌	头孢他啶或头孢吡肟±氨基糖苷类	环丙沙星或哌拉西林/他唑巴坦±氨基糖苷类或亚胺培南、美洛培南	重症者可联合氨基糖苷类
	念珠菌属	氟康唑	两性霉素 B	

注：我国大肠埃希菌等对氟喹诺酮类耐药率达 50% 以上，选用该类药物治疗应参照药敏结果。

细菌性前列腺炎

急性前列腺炎患者的致病原大多为大肠埃希菌或其他肠杆菌科细菌，少数可为淋病奈瑟菌或沙眼衣原体；慢性前列腺炎患者的病原菌除大肠埃希菌或其他肠杆菌科细菌外，亦可为肠球菌属、葡萄球菌属等。

【治疗原则】

1. 慢性前列腺炎患者的致病原检查可取前列腺液做细菌培养，但不宜对急性前列腺炎患者进行前列腺按摩取前列腺液，以防感染扩散，可取中段尿细菌培养或血液培养作为参考。

2. 应选用能覆盖可能的致病原并能渗透至前列腺内的抗菌药物进行经验治疗。获知致病原后，根据经验治疗效果及药敏结果调整用药。

3. 在前列腺组织和前列腺液中可达到有效浓度的抗菌药物有氟喹诺酮类、SMZ/TMP、大环内酯类、四环素类等。在急性感染期，氨基糖苷类、头孢菌素类也能渗入炎性前列腺组织，达到一定药物浓度，故上述药物在急性期时也可选用。

4. 细菌性前列腺炎治疗较困难，疗程较长，急性者需 4 周，慢性者需 1～3 个月，一般为 4～6 周。

【经验治疗】

见表 4-11。

表 4-11　细菌性前列腺炎的经验治疗

疾病	可能的病原菌	宜选药物	可选药物	备注
急性细菌性非复杂性前列腺炎（无冶游史）	大肠埃希菌等肠杆菌科	β-内酰胺类/β-内酰胺酶抑制剂，第二、三代头孢菌素，SMZ/TMP	厄他培南	
急性细菌性非复杂性前列腺炎，小于 35 岁（有冶游史）	淋病奈瑟菌沙眼衣原体	头孢曲松联合多西环素或米诺环素		应常规检测HIV 及梅毒

续表

疾病	可能的病原菌	宜选药物	可选药物	备注
慢性细菌性前列腺炎	肠杆菌科细菌 葡萄球菌 肠球菌 铜绿假单胞菌等	SMZ/TMP 哌拉西林/他唑巴坦	环丙沙星、左氧氟沙星	磺胺疗程1～3个月,其他药物4～6周 关注有无前列腺结石或尿液反流

【病原治疗】

见表4-12。

表4-12　细菌性前列腺炎的病原治疗

病原	宜选药物	可选药物	备注
大肠埃希菌等肠杆菌科细菌氟喹诺酮类耐药,(ESBL阴性)	SMZ/TMP 第二、三代头孢菌素	β-内酰胺类/β-内酰胺酶抑制剂	根据急慢性及药物种类决定疗程
大肠埃希菌等肠杆菌科细菌氟喹诺酮类耐药,(ESBL阳性)	哌拉西林/他唑巴坦	碳青霉烯类	
铜绿假单胞菌	环丙沙星、左氧氟沙星、头孢他啶	头孢哌酮/舒巴坦 哌拉西林/他唑巴坦 碳青霉烯类	
肠球菌属	氨苄西林/舒巴坦、阿莫西林/克拉维酸	糖肽类±氨基糖苷类	病情重者可酌情联合氨基糖苷类
葡萄球菌属	SMZ/TMP 苯唑西林,氯唑西林 第一、二代头孢菌素	糖肽类	凝固酶阴性葡萄球菌需除外污染
淋病奈瑟菌	头孢曲松(单剂)	头孢克肟(单剂)	喹诺酮类不再推荐用于奈瑟淋球菌感染
沙眼衣原体	多西环素	米诺环素	

急性感染性腹泻

【治疗原则】

1. 根据临床情况及时补充液体及电解质。

2. 留取粪便进行粪便常规、细菌培养及药敏试验。

3. 病毒及细菌毒素（如食物中毒等）引起的腹泻一般不需用抗菌药物。

4. 结合临床情况给予抗菌药物治疗。临床疗效不满意者可根据药敏试验结果调整用药。轻症病例可口服用药；病情严重者应静脉给药，病情好转后并能口服时改为口服。

5. 血便和明确为产志贺毒素大肠埃希菌感染者，避免使用抗菌药物和抗肠蠕动药物。

【抗感染治疗】

见表4-13。

细菌性脑膜炎及脑脓肿

不同年龄段和诱发因素的细菌性脑膜炎患者的病原菌不同。

【治疗原则】

1. 给予抗菌药物前必须进行脑脊液涂片革兰染色检查、脑脊液培养以及血培养；有皮肤瘀斑者取局部瘀斑作涂片检查细菌。培养获阳性结果后做药敏试验。

2. 尽早开始抗菌药物的经验治疗。在获知细菌培养和药敏试验结果后，根据经验治疗疗效和药敏试验结果调整用药。

3. 选用易透过血脑屏障的抗菌药物。宜选用杀菌剂，必要时联合用药，一般用最大治疗剂量静脉给药。根据抗菌药物的药动学/药效学（PK/PD）特点制订给药方案。

4. 细菌性脑膜炎的疗程因病原菌不同而异。流行性脑脊髓膜炎的疗程一般为5～7天，肺炎链球菌脑膜炎在体温恢复正常后继续用药10～14天；革兰阴性杆菌脑膜炎疗程至少4周；继发于心内膜炎的链球菌属和肠球菌属脑膜炎疗程需4～6周。

5. 部分脑脓肿患者除积极抗菌治疗外，尚需手术引流。

表 4-13　急性感染性腹泻的抗感染治疗

疾病	病原	宜选药物	可选药物	备注
病毒性腹泻	轮状病毒、诺瓦克样病毒、肠型腺病毒等			对症治疗
细菌性痢疾	志贺菌属	环丙沙星	阿奇霉素、头孢曲松	儿童剂量：阿奇霉素 10mg/(kg·d) qd；严重病例头孢曲松 50～75mg/(kg·d) qd
霍乱（包括副霍乱）	霍乱弧菌、El-Tor霍乱弧菌	阿奇霉素、多西环素或四环素	红霉素	纠正失水及电解质紊乱治疗措施
沙门菌属胃肠炎	沙门菌属	环丙沙星或左氧氟沙星	阿奇霉素	轻症对症治疗
致病性大肠埃希菌肠炎*	肠毒素性、肠致病性、肠侵袭性、肠黏附性、肠出血性	第二、三代头孢菌素 抗菌治疗的作用不确定 不用抗菌药物	SMZ/TMP	轻症对症治疗 免疫缺陷可考虑氟喹诺酮类 不用止泻药 对症治疗
葡萄球菌食物中毒	金黄色葡萄球菌（产肠毒素）			对症治疗
旅游者腹泻	产肠毒素大肠埃希菌、志贺菌属、沙门菌属、弯曲杆菌等	第二、三代头孢菌素、磺胺类		轻症对症治疗。 儿童可用阿奇霉素：10mg/(kg·d) IV 顿服或头孢曲松 50mg/(kg·d) IV

续表

疾病	病原	宜选药物	可选药物	备注
	副溶血性弧菌	重症患者：氟喹诺酮、多西环素、第三代头孢菌素	SMZ/TMP	轻症对症治疗 抗菌药物不能缩短病程
空肠弯曲菌肠炎	空肠弯曲菌	阿奇霉素	红霉素或环丙沙星	轻症对症治疗，重症及发病 4 日内患者用抗菌药物
	胎儿弯曲菌	庆大霉素	氨苄西林或亚胺培南	腹泻不常见
抗生素相关性腹泻或假膜性肠炎	艰难梭菌	甲硝唑	甲硝唑无效或重症时选择万古霉素或去甲万古霉素（口服）	疗程 10 天停用相关抗菌药物。初次复发仍可选甲硝唑；再次复发选万古霉素
耶尔森菌小肠结肠炎	耶尔森菌属	多西环素＋妥布霉素或庆大霉素	SMZ/TMP 或环丙沙星	一般只需对症治疗，病情严重或合并菌血症时用抗菌药物。停用去铁胺
阿米巴肠病	溶组织阿米巴	甲硝唑	双碘喹啉、巴龙霉素	
隐孢子虫肠病	隐孢子虫	巴龙霉素	螺旋霉素	
蓝氏贾第鞭毛虫肠炎	贾第鞭毛虫	甲硝唑	阿苯达唑、替硝唑	

注：ª大肠埃希菌对氟喹诺酮类耐药菌株达 50% 以上，必须根据药敏试验结果选用。

【经验治疗】

见表 4-14。

表 4-14　细菌性脑膜炎及脑脓肿的经验治疗

感染种类（临床诊断）	相伴情况	可能致病菌	抗菌药物	
			宜选药物	可选药物
化脓性脑膜炎	年龄<1个月	B组溶血性链球菌、大肠埃希菌、李斯特菌、肺炎克雷伯菌	氨苄西林+头孢曲松或头孢噻肟	氨苄西林+庆大霉素
	1个月~50岁	肺炎链球菌、脑膜炎奈瑟菌（少见）、流感嗜血杆菌	头孢曲松或头孢噻肟	万古霉素+头孢曲松或头孢噻肟
	>50岁或酗酒或有严重基础疾病或细胞免疫缺陷者	肺炎链球菌、李斯特菌、需氧革兰阴性杆菌	氨苄西林+头孢曲松或头孢噻肟+万古霉素	美罗培南+万古霉素
	颅底骨折	肺炎链球菌、流感嗜血杆菌、A组溶血性链球菌	头孢噻肟或头孢曲松±万古霉素	万古霉素+美罗培南

续表

感染种类（临床诊断）	相伴情况	可能致病菌	抗菌药物	
			宜选药物	可选药物
	神经外科手术后、脑外伤或耳蜗植入术后	肺炎链球菌、金黄色葡萄球菌、凝固酶阴性葡萄球菌、需氧革兰阴性杆菌（包括铜绿假单胞菌）	万古霉素＋头孢他啶或头孢吡肟	美罗培南＋万古霉素
	脑脊液分流	凝固酶阴性葡萄球菌（特别是表皮葡萄球菌）、金黄色葡萄球菌、需氧革兰阴性杆菌（包括铜绿假单胞菌）	万古霉素＋头孢他啶或美罗培南	
脑脓肿	继发于鼻窦炎、中耳炎、乳突炎等邻近组织感染	链球菌属、拟杆菌属、肠杆菌科细菌、金黄色葡萄球菌	头孢曲松或头孢噻肟＋甲硝唑	大剂量青霉素＋甲硝唑 脓肿>2.5cm者考虑手术引流
	创伤或颅脑手术后	金黄色葡萄球菌、肠杆菌科细菌	苯唑西林或氯唑西林＋头孢曲松或头孢噻肟	万古霉素＋头孢曲松或头孢他啶，美罗培南 脓肿>2.5cm者考虑手术引流

[病原治疗]

见表 4-15。

表 4-15　细菌性脑膜炎及脑脓肿的病原治疗

病原	宜选药物	可选药物
脑膜炎奈瑟菌		
青霉素敏感（MIC<0.1mg/L）	青霉素或氨苄西林	氯霉素
青霉素不敏感（MIC 0.1～1.0mg/L）	头孢曲松或头孢噻肟	
肺炎链球菌		
青霉素敏感（MIC≤0.06mg/L）	青霉素或氨苄西林	氯霉素
青霉素中介（MIC 0.12～1.0mg/L）	头孢曲松或头孢噻肟	美罗培南、头孢吡肟、万古霉素、莫西沙星
青霉素耐药（MIC≥2mg/L）	万古霉素＋头孢曲松或头孢噻肟±利福平	美罗培南、莫西沙星
B 组链球菌	氨苄西林或青霉素＋氨基糖苷类	头孢曲松或头孢噻肟、万古霉素
葡萄球菌属		
甲氧西林敏感	苯唑西林或氯唑西林	万古霉素（青霉素过敏者）、SMZ/TMP
甲氧西林耐药	万古霉素＋磷霉素	利奈唑胺、SMZ/TMP

病原	宜选药物	可选药物
单核细胞增多性李斯特菌	氨苄西林或青霉素＋氨基糖苷类	SMZ/TMP（青霉素过敏者）、美罗培南
流感嗜血杆菌		
非产酶株	氨苄西林	头孢曲松或头孢噻肟
产酶株	头孢曲松或头孢噻肟	氯霉素（青霉素过敏者）、头孢吡肟
克雷伯菌属	头孢曲松或头孢噻肟	头孢吡肟、美罗培南
大肠埃希菌	头孢曲松或头孢噻肟	头孢吡肟、美罗培南
铜绿假单胞菌	头孢他啶＋氨基糖苷类	环丙沙星＋氨基糖苷类、美罗培南＋氨基糖苷类

血流感染及感染性心内膜炎

血 流 感 染

血流感染（BSI）是指由细菌、真菌等病原微生物入侵血流所致的全身性炎症反应综合征，血培养可获阳性结果。BSI 按照发病场所可分为社区获得性和医院获得性，按照有否原发疾病分为原发性和继发性。按照有否复杂因素分为非复杂性和复杂性。非复杂性血流感染指血培养阳性，无心内膜炎，无人工装置，血培养于治疗后 2～4 日内转阴，经有效治疗后 72 小时内退热，无迁移性感染灶的患者。不符合上述定义者即为复杂性。BSI 的主要病原菌见表 4-16。

表 4-16　血流感染的主要病原菌及其伴随情况

病原	感染源及可能的入侵途径、诱因	发病场所	备注
金黄色葡萄球菌	外科伤口，蜂窝织炎，疖，烧伤创面感染等	社区或医院	医院内获得者多为甲氧西林耐药株
表葡菌等凝固酶阴性葡萄球菌	静脉留置导管，体内人工装置等	医院	需重视排除污染 多为甲氧西林耐药株
肠球菌属	尿路感染，留置导尿管，腹膜透析伴腹膜炎，泌尿生殖系统手术或操作后	医院或社区	
肺炎链球菌	社区获得性肺炎	社区	
大肠埃希菌	尿路感染，腹腔、胆道感染，生殖系统感染	社区多于医院	
克雷伯菌属	下呼吸道感染，腹腔、胆道感染	医院多于社区	医院感染者耐药程度高
肠杆菌属、柠檬酸菌属、沙雷菌属等肠杆菌科细菌	下呼吸道感染，人工呼吸装置，泌尿生殖系统，腹腔、胆道感染	医院多于社区	医院感染者耐药程度高

续表

病原	感染源及可能的入侵途径、诱因	发病场所	备注
不动杆菌属、铜绿假单胞菌等非发酵菌	医院获得肺炎,人工呼吸装置,复杂性尿路感染,留置导尿管,烧伤创面感染	几乎都在医院	
脆弱拟杆菌等厌氧菌	腹腔、盆腔感染	社区或医院	
念珠菌属	免疫缺陷(如中性粒细胞减少症),广谱抗菌药物,免疫抑制剂应用,静脉留置导管,胆道、腹腔、尿道引流管,严重烧伤创面感染等	医院	

【治疗原则】

1. 血流感染常病情危急,一旦临床高度怀疑血流感染,应即按患者原发病灶、免疫功能状况、发病场所及其他流行病学资料综合考虑其可能的病原,经验性选用适宜的抗菌药物治疗。

2. 及早进行病原学检查,在给予抗菌药物治疗前应留取血液及感染相关其他标本(如导管尖头、尿液等)送培养,并尽早开始抗菌药物的经验治疗。获病原菌后进行药敏试验,按经验治疗效果及药敏试验结果调整抗菌方案。

3. 宜选用杀菌剂并静脉给药,必要时可联合用药。

4. 疗程一般需用药至体温恢复正常后 7～10 天。复杂性血流感染需全身使用抗菌药物 4～6 周。

5. 去除感染诱因,如移除导管、输液港,脓液引流,梗阻解除,清创等。

【病原治疗】

在病原尚未明确前,可参考表 4-16 中患者发病时情况及处所,估计其最可能的病原菌,按表 4-17 中的抗菌方案予以经验治疗;在明确病原后,如果原治疗用药疗效不满意,应根据细菌药敏试验结果调整用药。

表4-17 血流感染的病原治疗

病原	首选药物	可选药物	备注
金黄色葡萄球菌、凝固酶阴性葡萄球菌			
甲氧西林敏感株	苯唑西林或氯唑西林	头孢唑林等第一代头孢菌素、头孢呋辛等第二代头孢菌素	有青霉素类抗菌药物过敏性休克史者不宜选用头孢菌素类
甲氧西林耐药株	糖肽类±磷霉素或利福平	达托霉素	一般均需联合用药
肠球菌属	氨苄西林或青霉素＋氨基糖苷类	糖肽类＋氨基糖苷类、利奈唑胺	
肺炎链球菌	青霉素G	阿莫西林、头孢唑林、头孢呋辛	BSI肺炎链球菌多为青霉素敏感株，该菌对红霉素或克林霉素耐药者多见，需注意药敏试验结果。有青霉素类抗生素过敏性休克史者不宜选用头孢菌素类
大肠埃希菌	第三代头孢菌素或β-内酰胺类/β-内酰胺酶抑制剂	无产ESBLs菌感染高危因素：头孢噻肟、头孢曲松等第三代头孢菌素、氟喹诺酮类、氨基糖苷类 有产ESBLs菌感染高危因素：碳青霉烯类、β-内酰胺类/β-内酰胺酶抑制剂	菌株之间对药物敏感性差异大，需根据药敏试验结果选药，并需注意对氟喹诺酮类耐药者多见

续表

病原	宜选药物	可选药物	备注
克雷伯菌属	第三代头孢菌素	无产 ESBLs 菌感染高危因素：第三代头孢菌素、氟喹诺酮类、氨基糖苷类、β-内酰胺类/β-内酰胺酶抑制剂　有产 ESBLs 菌感染高危因素：碳青霉烯类、β-内酰胺类/β-内酰胺酶抑制剂	菌株之间对药物敏感性差异大，需根据药敏试验结果选药
肠杆菌属、柠檬酸菌属、沙雷菌属	头孢吡肟或氟喹诺酮类	碳青霉烯类、氨基糖苷类	同上
不动杆菌属	头孢哌酮/舒巴坦、氨苄西林/舒巴坦	碳青霉烯类（厄他培南除外）、氟喹诺酮类、氨基糖苷类、多黏菌素类	同上
铜绿假单胞菌	头孢他啶、头孢吡肟、哌拉西林等抗假单胞菌 β-内酰胺类+氨基糖苷类	抗假单胞菌 β-内酰胺类/β-内酰胺酶抑制剂、碳青霉烯类（厄他培南除外）、环丙沙星或左氧氟沙星、氨基糖苷类	同上，一般均需联合用药
脆弱拟杆菌等厌氧菌	甲硝唑	头霉素类、β-内酰胺类/β-内酰胺酶抑制剂合剂、克林霉素、碳青霉烯类	
念珠菌属	氟康唑、棘白菌素类	两性霉素 B	

感染性心内膜炎

感染性心内膜炎分为自身瓣膜心内膜炎（NVE）、人工瓣膜心内膜炎（PVE），其病原菌分布见表4-18。特殊人群尚有静脉药瘾者心内膜炎和心脏装置相关性心内膜炎，通常累及右心，后两者病原菌均以金黄色葡萄球菌为主。

表4-18　感染性心内膜炎的主要病原菌

NVE	PVE（发病距心脏手术时间）		
	≤2个月	2个月～12个月	12个月
草绿色链球菌	凝固酶阴性葡萄球菌	凝固酶阴性葡萄球菌	链球菌
金黄色葡萄球菌	金黄色葡萄球菌	金黄色葡萄球菌	金黄色葡萄球菌
其他链球菌	需氧革兰阴性杆菌	肠球菌	肠球菌
肠球菌	肠球菌	链球菌	凝固酶阴性葡萄球菌
需氧革兰阴性杆菌	真菌	真菌	HACEK组*
真菌	棒状杆菌	需氧革兰阴性杆菌	需氧革兰阴性杆菌
凝固酶阴性葡萄球菌	链球菌		棒状杆菌 真菌

注：*包括嗜血杆菌属（Haemophilus），放线杆菌属（Actinobacillus），心杆菌属（Cardiobacterium），艾肯菌属（Eikenella），金氏菌属（Kingella）。

【治疗原则】

治愈本病的关键在于杀灭心内膜或心瓣膜赘生物中的病原菌。

1. 在给予抗菌药物前及时送血标本进行病原学检查，及早开始抗菌药物经验治疗。

2. 获病原菌学检查结果后，根据治疗反应、结合药敏试验结果调整抗菌治疗方案。

3．根据病原选用杀菌剂，应选择具协同作用的两种抗菌药物联合应用。

4．宜采用足够剂量静脉给药，给药间隔时间应符合 PK/PD 要求。

5．疗程宜充足，一般 4～6 周；人工瓣膜感染性心内膜炎、真菌性心内膜炎疗程需 6～8 周或更长，以降低复发率。

6．部分患者尚需外科手术治疗。

【病原治疗】

见表 4-19。

表 4-19　感染性心内膜炎的病原治疗

病原	宜选药物	可选药物	备注
草绿色链球菌	青霉素＋庆大霉素	头孢曲松、头孢噻肟＋庆大霉素	有青霉素类过敏性休克史者不可选头孢菌素类
葡萄球菌属			
甲氧西林敏感株	苯唑西林、氯唑西林	头孢唑林，万古霉素	同上
甲氧西林耐药株	糖肽类＋磷霉素	糖肽类＋利福平、达托霉素	
肠球菌属	青霉素或氨苄西林＋庆大霉素	糖肽类＋庆大霉素或磷霉素	仅在必要时应用糖肽类＋氨基糖苷类，此时应监测两药的血药浓度，联合用药不宜>2 周，用药期间应严密随访肾、耳毒性
肠杆菌科或铜绿假单胞菌	哌拉西林＋氨基糖苷类	第三代头孢菌素或 β- 内酰胺类 /β- 内酰胺酶抑制剂＋氨基糖苷类	
念珠菌属	两性霉素 B＋氟胞嘧啶	棘白菌素类	

腹 腔 感 染

本组疾病包括急性细菌性腹膜炎、腹腔脏器感染以及腹腔脓肿。通常为肠杆菌科细菌、肠球菌属和拟杆菌属等厌氧菌的混合感染。

【治疗原则】

1. 在给予抗菌药物治疗之前应尽可能留取相关标本送病原学检查。

2. 一旦确诊应尽早开始抗菌药物的经验治疗，应选用能覆盖革兰阴性肠杆菌和脆弱拟杆菌等厌氧菌的药物。获病原学检测结果后应根据治疗反应和检查结果调整治疗方案。

3. 初始治疗时需静脉给药；病情好转后可改为口服或肌内注射。

4. 应重视感染病灶的引流，有手术指征者应进行外科处理。手术过程中应采集感染部位标本送病原学检查。

5. 急性胰腺炎早期为化学性炎症，但常易继发细菌感染。

【经验治疗】

见表 4-20。

表 4-20　腹腔感染的经验治疗

轻中度感染	重度感染
氨苄西林、舒巴坦、阿莫西林／克拉维酸	头孢哌酮／舒巴坦、哌拉西林／他唑巴坦、替卡西林／克拉维酸
厄他培南	亚胺培南／西司他丁、美罗培南、帕尼培南
头孢唑林或头孢呋辛＋甲硝唑	第三代或第四代头孢菌素（头孢噻肟、头孢曲松、头孢他啶、头孢吡肟）＋甲硝唑
环丙沙星或左氧氟沙星＋甲硝唑，莫西沙星	环丙沙星＋甲硝唑
	氨曲南＋甲硝唑
	替加环素（可用于中重度有耐药危险因素的腹腔感染）

【病原治疗】

见表 4-21。

表 4-21　腹腔感染的病原治疗

病原	宜选药物	可选药物	备注
大肠埃希菌、变形杆菌属	氨苄西林 / 舒巴坦，阿莫西林 / 克拉维酸，第二代、第三代头孢菌素	头孢哌酮 / 舒巴坦、哌拉西林 / 他唑巴坦、替卡西林 / 克拉维酸，氟喹诺酮类，氨基糖苷类，碳青霉烯类	菌株之间对抗菌药物敏感性差异大，需根据药敏试验结果选药；大肠埃希菌对氟喹诺酮类耐药者多见
克雷伯菌属	第二代、第三代头孢菌素	β- 内酰胺类 /β- 内酰胺酶抑制剂、氟喹诺酮类，氨基糖苷类，碳青霉烯类	
肠杆菌属	头孢吡肟或氟喹诺酮类	碳青霉烯类	同上
肠球菌属	氨苄西林或阿莫西林或青霉素 + 庆大霉素	糖肽类	
拟杆菌属等厌氧菌	甲硝唑	克林霉素，β- 内酰胺类 /β- 内酰胺酶抑制剂，头霉素类，碳青霉烯类	

注：大肠埃希菌、克雷伯菌属、肠杆菌属产生碳青霉烯酶时，可选替加环素。

骨、关节感染

　　骨、关节感染包括骨髓炎和关节炎。急性骨髓炎最常见的病原菌为金黄色葡萄球菌，如 1 岁以上小儿亦可由 A 组溶血性链球菌引起，老年患者可由革兰阴性杆菌引起。需要注意的是慢性骨髓炎患者窦道流出液中分离出的微生物不一定能准确反映感染的病原体。

【治疗原则】

　　1. 在留取血、感染骨标本、关节腔液进行病原学检查后开始经验治疗。经验治疗应选用针对金黄色葡萄球菌的抗菌药物。获病原检查结果后，根据治疗反应和药敏试验结果调整用药。

2．应选用骨、关节腔内药物浓度高且不易产生耐药性的抗菌药物。慢性感染患者应联合应用抗菌药物，并需较长疗程。用药期间应注意可能发生的不良反应。

3．不宜局部应用抗菌药物。

4．急性化脓性骨髓炎疗程 4～6 周，急性关节炎疗程 2～4 周；可采用注射和口服给药的序贯疗法。

5．外科处理去除死骨或异物以及脓性关节腔液引流极为重要。

【病原治疗】

见表 4-22。

表 4-22　骨、关节感染的病原治疗

病原	宜选药物	可选药物	备注
金黄色葡萄球菌			
甲氧西林敏感株	苯唑西林、氯唑西林，阿莫西林/克拉维酸，氨苄西林/舒巴坦	头孢唑林，头孢呋辛	β-内酰胺类过敏患者可选用利奈唑胺或糖肽类
甲氧西林耐药株	糖肽类±磷霉素或利福平，利奈唑胺	SMZ/TMP，达托霉素，氨基糖苷类	SMZ/TMP、氨基糖苷类不宜单独应用
A 组溶血性链球菌	青霉素、阿莫西林或阿莫西林/克拉维酸或氨苄西林/舒巴坦	第一代头孢菌素，红霉素、林可霉素类、头孢曲松	
肠球菌属	氨苄西林或青霉素±氨基糖苷类	糖肽类或利奈唑胺或达托霉素	
肠杆菌科细菌	氟喹诺酮类，氨苄西林/舒巴坦，阿莫西林/克拉维酸	第三代头孢菌素，哌拉西林或哌拉西林/他唑巴坦，氨基糖苷类	根据药敏试验结果选药，大肠埃希菌对氟喹诺酮类耐药者多见

续表

病原	宜选药物	可选药物	备注
铜绿假单胞菌	环丙沙星或哌拉西林或抗铜绿假单胞菌头孢菌素±氨基糖苷类	抗铜绿假单胞菌β-内酰胺类/β-内酰胺酶抑制剂或碳青霉烯类±氨基糖苷类	根据药敏试验结果选药,通常需联合用药。磷霉素通常与其他药物联合
拟杆菌属等厌氧菌	甲硝唑	克林霉素,β-内酰胺类/β-内酰胺酶抑制剂	

皮肤及软组织感染

　　毛囊炎、疖、痈通常为金黄色葡萄球菌感染。脓疱病几乎都由溶血性链球菌和(或)金黄色葡萄球菌所致。手术切口感染以金黄色葡萄球菌为主,腹腔、盆腔手术后切口感染大肠埃希菌等革兰阴性杆菌亦常见。创伤创面感染的最常见病原菌为金黄色葡萄球菌;烧伤创面感染的病原菌较为复杂,金黄色葡萄球菌是常见病原菌之一,早期更多见,此外还有大肠埃希菌、铜绿假单胞菌等,后者以医院感染多见。淋巴管炎及急性蜂窝织炎主要由 A 组溶血性链球菌引起。褥疮感染常为需氧菌与厌氧菌的混合感染。

【治疗原则】

　　1. 轻症皮肤、软组织感染一般不需要全身应用抗菌药物,只需局部用药。局部用药以消毒防腐剂(如碘伏)为主,少数情况下亦可用某些主要供局部应用的抗菌药物。

　　2. 中、重症或复杂性皮肤及软组织感染需全身应用抗菌药物。

　　3. 抗菌药物治疗前应争取将感染部位标本送病原学检查,全身感染征象显著的患者应同时做血培养。慢性皮肤及软组织感染尚应送脓液作抗酸涂片及分枝杆菌培养,必要时做病理检查。

　　4. 获病原检查结果后,根据治疗反应和药敏试验结果调整用药。

　　5. 注重综合治疗及基础疾病治疗,有脓肿形成时须及时切开引流。

[经验治疗]

见表4-23。

表4-23　皮肤、软组织感染的经验治疗

感染	伴随情况	病原体	宜选药物	可选药物
毛囊炎		金黄色葡萄球菌、念珠菌、铜绿假单胞菌	多可自愈，不需抗菌治疗	金黄色葡萄球菌感染可局部用莫匹罗星、念珠菌感染可局部使用抗真菌药物如克霉唑、咪康唑
疖、痈	病情轻	金黄色葡萄球菌	局部治疗为主，莫匹罗星软膏、鱼石脂软膏	SMZ/TMP、多西环素、米诺环素；病情复杂可用糖肽类或利奈唑胺
	病情重、伴脓毒症	金黄色葡萄球菌	耐酶青霉素如苯唑西林或头孢唑林或头孢呋辛 针对MRSA可选糖肽类	SMZ/TMP、多西环素、米诺环素；针对MRSA感染可用糖肽类或利奈唑胺或替加环素
脓疱病		金黄色葡萄球菌、A组溶血性链球菌	莫匹罗星软膏局部使用，青霉素、耐酶青霉素如苯唑西林	SMZ/TMP、多西环素、米诺环素、针对MRSA感染可用糖肽类或利奈唑胺
淋巴管炎、急性蜂窝织炎		A组溶血性链球菌	青霉素、阿莫西林	头孢唑林等第一代头孢菌素、红霉素、克林霉素、阿莫西林/克拉维酸、头孢曲松

续表

感染	伴随情况	病原体	宜选药物	可选药物
烧伤创面感染		金黄色葡萄球菌、铜绿假单胞菌、A组溶血性链球菌、肠杆菌、肠球菌等	根据感染情况选择苯唑西林或头孢唑林，或哌拉西林/他唑巴坦，或头孢哌酮/舒巴坦	伴脓毒症者，碳青霉烯类＋糖肽类或利奈唑胺
手术切口感染	不涉及消化道和女性生殖道的手术	金黄色葡萄球菌为主	轻症、不伴毒血症状：仅需通畅引流；伴全身毒血症状：须通畅引流，氨苄西林/舒巴坦，或阿莫西林/克拉维酸，或头孢唑林，或头孢呋辛	怀疑 MRSA 感染：糖肽类或利奈唑胺；重症可选碳青霉烯类＋糖肽类或利奈唑胺或达托霉素或替考拉宁加环素
手术切口感染	涉及消化道和女性生殖道的手术	金黄色葡萄球菌、肠杆菌科细菌、拟杆菌属等菌	轻症、不伴毒血症状：仅需通畅引流；伴全身毒血症状：哌拉西林/他唑巴坦或第三代头孢或头孢哌酮/舒巴坦＋甲硝唑	怀疑 MRSA 感染：万古霉素或去甲万古霉素或替考拉宁；重症可选碳青霉烯类＋糖肽类或达托霉素或替考拉宁加环素
动物咬伤	猫、猪、狗、蝙蝠、鼠等咬伤	多杀巴斯德菌、金黄色葡萄球菌等多种细菌	阿莫西林/克拉维酸	多西环素、头孢呋辛、克林霉素

续表

感染	伴随情况	病原体	宜选药物	可选药物
气性坏疽		产气荚膜梭菌等	克林霉素＋大剂量青霉素	头孢曲松，红霉素，头霉素类，多西环素
糖尿病足	溃疡，表浅炎症小于2cm	金黄色葡萄球菌多见，少数为链球菌	SMZ/TMP或氟喹诺酮类或米诺环素口服	第二代或第三代头孢菌素
	溃疡，表浅炎症大于2cm，且累及筋膜	常为混合感染，金黄色葡萄球菌，A组溶血性链球菌，B组链球菌，大肠埃希菌，厌氧菌	阿莫西林/克拉维酸＋SMZ/TMP，或氟喹诺酮类口服	伴有毒血症状者，静脉使用哌拉西林/他唑巴坦或碳青霉烯类；怀疑MRSA时使用糖肽类或利奈唑胺或达托霉素
坏死性筋膜炎		A、C、G组溶血性链球菌、梭菌属、厌氧菌，MRSA或混合感染	大剂量青霉素＋克林霉素	亚胺培南或美洛培南，若怀疑伴有MRSA感染加用糖肽类或达托霉素或利奈唑胺
葡萄球菌性烫伤样综合征		产毒素金黄色葡萄球菌	苯唑西林，第一代头孢如头孢唑林	青霉素过敏或对MRSA可选糖肽类或利奈唑胺或达托霉素

【病原治疗】

见表 4-24。

表 4-24 皮肤、软组织感染的病原治疗

主要病原菌	宜选药物	可选药物	备注
金黄色葡萄球菌、凝固酶阴性葡萄球菌			
甲氧西林敏感株	耐酶青霉素（如苯唑西林）局部可以使用莫匹罗星软膏	第一代头孢菌素（如头孢唑林），第二代头孢（如头孢呋辛），克林霉素，SMZ/TMP	有青霉素类药物过敏性休克史者不宜选择头孢菌素类药物
甲氧西林耐药株	轻症：SMZ/TMP、多西环素、米诺环素，局部可以使用莫匹罗星软膏 中重症：糖肽类等	利奈唑胺、替加环素、达托霉素	病灶引流通畅
A 组溶血性链球菌	青霉素类（如青霉素、阿莫西林），第一代头孢菌素（如头孢唑林），第二代头孢（如头孢呋辛），克林霉素，米诺环素，SMZ/TMP	头孢曲松	病灶引流通畅
产气荚膜梭菌等	克林霉素＋青霉素	头孢曲松，红霉素，头霉素类，多西环素	引流通畅
大肠埃希菌	哌拉西林/他唑巴坦或氨苄西林/舒巴坦或阿莫西林/克拉维酸	无产 ESBLs 菌感染高危因素：头孢噻肟，头孢曲松等第三代头孢菌素，氟喹诺酮类，氨基糖苷类 有产 ESBLs 菌感染高危因素：碳青霉烯类	菌株之间对药物敏感性差异大，需根据药敏试验结果选药，并需注意对氟喹诺酮类耐药者多见

续表

主要病原菌	宜选药物	可选药物	备注
肺炎克雷伯菌等克雷伯菌属	第三代头孢菌素	无产 ESBLs 菌感染高危因素：氟喹诺酮类、β- 内酰胺类 /β- 内酰胺酶抑制剂、氨基糖苷类有产 ESBLs 菌感染高危因素：碳青霉烯类	菌株之间对药物敏感性差异大，需根据药敏试验结果选药
肠杆菌属、柠檬酸菌属，沙雷菌属	头孢吡肟或氟喹诺酮类	碳青霉烯类、氨基糖苷类	同上
不动杆菌属	头孢哌酮 / 舒巴坦、氨苄西林 / 舒巴坦	碳青霉烯类（厄他培南除外）、氟喹诺酮类、氨基糖苷类、多黏菌素类、替加环素	同上
铜绿假单胞菌	头孢他啶、头孢吡肟、哌拉西林等抗假单胞菌 β- 内酰胺类 + 氨基糖苷类	头孢哌酮 / 舒巴坦，哌拉西林 / 他唑巴坦，碳青霉烯类（厄他培南除外），环丙沙星，氨基糖苷类	同上，一般均需联合用药
消化链球菌等革兰阳性厌氧菌	青霉素，克林霉素，阿莫西林	甲硝唑、替硝唑、奥硝唑	
脆弱拟杆菌	甲硝唑，头孢西丁	克林霉素，氨苄西林 / 舒巴坦，阿莫西林 / 克拉维酸，哌拉西林 / 他唑巴坦，替卡西林 / 克拉维酸，替加环素	
小螺菌（鼠咬伤）	阿莫西林 / 克拉维酸	多西环素	
多杀巴斯德菌（猫、狗咬伤）	阿莫西林 / 克拉维酸	多西环素、头孢呋辛、头孢噻肟、头孢曲松	不用头孢氨苄、克林霉素

续表

主要病原菌	宜选药物	可选药物	备注
放线菌属	氨苄西林或青霉素	多西环素,头孢曲松,克林霉素,红霉素	
奴卡菌属	SMZ/TMP+ 亚胺培南		

口腔、颌面部感染

口 腔 感 染

【治疗原则】

1. 以局部治疗为主,如清除牙石、菌斑,冲洗局部,炎症产物引流(开髓、牙周袋引流、切开等)等,并注意口腔卫生,抗菌治疗为辅助治疗。

2. 局部严重红肿热痛,伴有发热等全身症状者或患有糖尿病等基础疾病的患者可短期口服抗菌药物3～7天。

3. 必要时可局部使用抗菌药物。

【经验治疗】

见表4-25。

表4-25 口腔感染的经验治疗

口腔感染	宜选药物	可选药物	备注
牙周炎,冠周炎	阿莫西林或阿莫西林／克拉维酸,甲硝唑	青霉素,大环内酯类	有青霉素过敏史者慎用β-内酰胺类
急性根尖周围炎	同上	大环内酯类,克林霉素	
干槽症			局部处理
急性牙周脓肿	阿莫西林或阿莫西林／克拉维酸,甲硝唑	头霉素类,克林霉素	

颌面部感染

颌面部感染大多是需氧菌和厌氧菌的混合感染。主要的病原菌有葡萄球菌属、链球菌属、肠杆菌科细菌,或消化链球菌、普雷沃菌、梭杆菌等厌氧菌；偶有铜绿假单胞菌等。颜面部疖、痈的病原菌主要是金黄色葡萄球菌。应注意鉴别颌面部分枝杆菌、放线菌、螺旋体等特异性感染。

【治疗原则】

1. 尽早进行血液和脓液的病原微生物检查和药敏试验。

2. 根据感染的来源和临床表现等推断可能的病原菌，尽早开始抗菌药物的经验治疗。

3. 获知病原菌检查结果后，结合治疗反应调整用药。

4. 及时进行脓液引流，感染控制后给予局部处理。

【病原治疗】

见表 4-26。

表 4-26　颌面部感染的病原治疗

病原	宜选药物	可选药物	备注
金黄色葡萄球菌			
甲氧西林敏感株	耐酶青霉素	第一代头孢菌素	面部疖、痈严禁局部挤压和热敷
甲氧西林耐药株	糖肽类±磷霉素或利福平	利奈唑胺，替加环素	
A 组溶血性链球菌	青霉素，氨苄西林，阿莫西林	第一代头孢菌素	
肠杆菌科细菌	第二代或第三代头孢菌素	氟喹诺酮类、碳青霉烯类	注意耐药情况
厌氧菌	克林霉素，甲硝唑	氨苄西林/舒巴坦，阿莫西林/克拉维酸	
铜绿假单胞菌	具有抗铜绿假单胞菌作用的β-内酰胺类	环丙沙星±氨基糖苷类、碳青霉烯类	

眼 部 感 染

细菌性结膜炎

常见病原菌为流感嗜血杆菌、肺炎链球菌、金黄色葡萄球菌、Kochweeks 杆菌、淋病奈瑟菌及 Morax-Axenfeld 双杆菌等。应尽早局部应用能覆盖常见病原菌的抗菌药物进行经验治疗。

【治疗原则】

1. 患眼分泌物较多时,可先应用灭菌生理盐水、3% 硼酸水冲洗结膜囊。切忌包扎。

2. 白天用抗菌药滴眼液,睡前用抗菌药眼膏。

3. 伴有咽炎或急性化脓性中耳炎者,或流感嗜血杆菌感染者,应同时口服抗菌药。

4. 淋病奈瑟菌感染者应及时全身使用足量的抗菌药物,并同时对密切接触者中淋病奈瑟菌感染患者或病原菌携带者进行治疗。

5. 对经验治疗效果不佳的患者,应进行结膜囊分泌物涂片及培养,查明病原菌后进行药敏试验,据以调整用药。

【病原治疗】

见表 4-27。

表 4-27　细菌性结膜炎的病原治疗(眼局部用)

病原	宜选药物	可选药物	备注
淋病奈瑟菌	左氧氟沙星,环丙沙星	氧氟沙星,四环素	可用大量生理盐水或 3% 硼酸水液冲洗结膜囊
流感嗜血杆菌	氧氟沙星,左氧氟沙星	庆大霉素,环丙沙星	眼部分泌物较多时宜用生理盐水冲洗结膜囊
肺炎链球菌	红霉素,氧氟沙星,	四环素,左氧氟沙星	同上
金黄色葡萄球菌	红霉素,氧氟沙星	利福平,左氧氟沙星	同上
Morax-Axenfeld 双杆菌	氧氟沙星	庆大霉素,环丙沙星	同上
变形杆菌属	妥布霉素	同上	同上
大肠埃希菌	庆大霉素	妥布霉素,环丙沙星	同上
假单胞菌属	妥布霉素,环丙沙星	多黏菌素	同上

细菌性角膜炎

常见的病原菌为铜绿假单胞菌、金黄色葡萄球菌、肺炎链球菌、肠杆菌科细菌等。应尽早局部应用能覆盖常见病原菌的抗菌药物进行经验治疗。严重感染者可联合应用全身抗菌药。

【治疗原则】

1. 应尽早进行病原学检查，争取在给予抗菌药物前，应进行角膜病变区刮片镜检、培养和药敏试验。

2. 一经临床诊断，立即给予抗菌药物的经验治疗，并应首选广谱强效抗菌药。

3. 主要给药途径为局部滴眼及结膜下注射。伴有大量前房积脓者，应同时静脉给药。

4. 如果经验治疗效果不佳，应根据细菌培养及药敏试验的结果调整用药。

【病原治疗】

见表 4-28。

表 4-28　细菌性角膜炎的病原治疗（眼局部用）

病原	宜选药物	可选药物	备注
金黄色葡萄球菌	左氧氟沙星	氧氟沙星，环丙沙星，糖肽类	有青霉素类过敏性休克史者，不宜选用头孢菌素类
肺炎链球菌	左氧氟沙星	氧氟沙星，环丙沙星	
铜绿假单胞菌	妥布霉素，左氧氟沙星	环丙沙星，氧氟沙星	同上
肠杆菌科细菌	氧氟沙星、妥布霉素	环丙沙星	

细菌性眼内炎

细菌性眼内炎多发生于眼外伤或内眼手术后。主要病原菌包括：革兰阳性球菌，如凝固酶阴性葡萄球菌或肺炎链球菌；革兰阴性杆菌主要为铜绿假单胞菌及肠杆菌科细菌等。

【治疗原则】

1. 尽早进行病原学检查，在给予抗菌药物前，自前房或玻璃体腔采集标本，做涂片镜检、微生物培养和药物敏感试验，以便明确诊断和指导治疗。

2. 一经临床诊断细菌性眼内炎，应立即给予经验性抗菌治疗。

3. 首选广谱强效抗菌药物治疗，并应联合用药。

4. 主要给药途径为结膜下注射及玻璃体腔注射给药。玻璃体腔内注射抗菌药物是治疗细菌性眼内炎的有效方式，严重感染需采用合并静脉给药。如感染不能控制，应立即施行玻璃体切除联合玻璃体腔内给药。

5. 应用糖皮质激素有助于减轻炎症反应，但应在局部或全身应用抗菌药治疗有效的前提下应用。

【病原治疗】

药物的选用参见表4-29。

表4-29　细菌性眼内炎的病原治疗

眼内炎分类	常见病原菌	宜选药物	可选药物
白内障术后	凝固酶阴性葡萄球菌	糖肽类	阿米卡星、头孢唑林、利奈唑胺
青光眼滤过术后	草绿色链球菌、肺炎链球菌、流感嗜血杆菌	头孢曲松、苯唑西林	头孢唑林、左氧氟沙星 阿米卡星（联合）
外伤后	蜡样芽孢杆菌	糖肽类＋阿米卡星	左氧氟沙星
内源性	金黄色葡萄球菌、链球菌、革兰阴性杆菌	糖肽类＋头孢他啶或头孢吡肟	环丙沙星±阿米卡星

阴 道 感 染

阴道感染分为细菌性阴道病、外阴阴道念珠菌（假丝酵母菌）病和滴虫阴道炎。细菌性阴道病的最常见病原为阴道加德纳菌、各种厌氧菌和动弯杆菌属。外阴阴道念珠菌病的病原体主要为白念珠菌。滴虫阴道炎的病原体为毛滴虫，可同时合并细菌或念珠菌感染。

【治疗原则】

1. 取阴道分泌物作病原体检查，通常涂片检查即可诊断，必要时再做培养。获病原后做药敏试验，根据不同病原体选择抗菌药物。如为两种或以上病原体同时感染，如外阴阴道念珠菌病和滴虫阴道炎，可同时使用针对不同病原体的两种抗感染药物。

2. 应注意去除病因，如停用广谱抗菌药物（假丝酵母菌）、控制糖尿病等。

3. 治疗期间避免性生活。

4. 巩固疗效，预防复发，必要时于月经后重复检查、治疗。

5. 妊娠期应选择阴道局部用药，妊娠初 3 个月，禁用可能对胎儿有影响的药物。

6. 单纯性外阴阴道念珠菌病患者应选择局部或口服抗真菌药物。严重患者应加大剂量或延长疗程；多次复发性患者应先强化治疗，再巩固半年。

7. 可选用乳酸杆菌等制剂治疗菌群失调。

【病原治疗】

见表 4-30。

表 4-30　阴道感染的病原治疗

病原	宜选药物	用药途径	备注
厌氧菌或阴道加德纳菌	甲硝唑	全身和（或）局部	
	替硝唑或	全身	
	克林霉素	全身或局部	
念珠菌	制霉菌素	局部	14 天疗程
	咪康唑	局部	
	克霉唑	局部	
	氟康唑	全身	
滴虫	甲硝唑	全身和（或）局部	宜单次口服大剂量（2g）
	替硝唑	全身	宜单次口服大剂量（2g）

宫 颈 炎

黏脓性宫颈炎最常见的病原是淋病奈瑟菌和沙眼衣原体，均为性传播疾病；也可由葡萄球菌属、链球菌属和肠球菌属引起。

【治疗原则】

1. 宫颈管分泌物做淋病奈瑟菌培养或核酸检测为阳性时，可诊断为淋菌性宫颈炎予以相应抗菌治疗；如衣原体抗原检测或核酸检测阳性，可诊断为沙眼衣原体感染予以相应抗菌治疗。

2. 治疗期间避免性生活，并同时治疗性伴侣。

3. 抗菌药物的剂量和疗程必须足够。

4. 约半数淋菌性宫颈炎合并沙眼衣原体感染，应同时针对两种病原体用药。

【病原治疗】

见表4-31。

表4-31　宫颈炎的病原治疗 *

疾病	病原体	宜选药物	可选药物
淋球菌性宫颈炎	淋病奈瑟菌	第三代头孢菌素	大观霉素
非淋球菌性宫颈炎	沙眼衣原体多见	多西环素,阿奇霉素	红霉素

注:* 葡萄球菌属、链球菌属和肠球菌属等感染所致宫颈炎的病原治疗参阅"盆腔炎性疾病"。

盆 腔 炎

盆腔内感染常见的病原体有淋病奈瑟菌、肠杆菌科细菌、链球菌属和脆弱拟杆菌、消化链球菌、产气荚膜杆菌等厌氧菌,以及沙眼衣原体、解脲脲原体和病毒等。

【治疗原则】

1. 采取血、尿、宫颈管分泌物和盆腔脓液等标本做病原学检测。

2. 发热等感染症状明显者,应全身应用抗菌药物。

3. 盆腔炎病原大多为需氧菌、厌氧菌、沙眼衣原体及支原体等某些病原体的混合感染,建议治疗时应尽量覆盖上述病原微生物。获知病原菌检查结果后,结合治疗反应调整用药。

4. 抗菌药物剂量应足够,疗程宜14天,以免病情反复发作或转成慢性。症状严重者初始治疗时宜静脉给药,病情好转后可改为口服。

【抗感染治疗】

1. 宜选药物　通常选用二代或三代头孢菌素类＋甲硝唑/替硝唑＋多西环素/阿奇霉素,或青霉素类＋甲硝唑/替硝唑＋多西环素/阿奇霉素,或氧氟沙星/左氧氟沙星＋甲硝唑/替硝唑。

2. 如有病原学证据,应当参考药敏结果及治疗反应适当调整药物。

性传播疾病

常见的性传播疾病包括梅毒、淋病、非淋菌性尿道炎(或宫颈炎）及生殖器疱疹等。

【治疗原则】

1. 明确诊断后应参照原卫生部 2000 年颁布的《性病诊疗规范和性病治疗推荐方案》尽早开始规范治疗。

2. 治疗期间禁止性生活。

3. 同时检查和治疗性伴侣。

【病原治疗】

见表 4-32。

表 4-32　性传播疾病的病原治疗

疾病	病原	宜选药物	可选药物	备注
梅毒	梅毒螺旋体	普鲁卡因青霉素或苄星青霉素	红霉素，多西环素	青霉素过敏者可选用红霉素或多西环素，但妊娠患者不宜用多西环素，其新生儿可考虑采用青霉素补充治疗
淋病	淋病奈瑟菌	头孢曲松	大观霉素	必要时联合应用抗沙眼衣原体药，如多西环素
非淋菌尿道炎	衣原体或支原体	多西环素，阿奇霉素	红霉素	

侵袭性真菌病

侵袭性真菌病病原菌分为致病性真菌和条件致病性真菌。致病性真菌多呈地区流行，包括组织浆胞菌、粗球孢子菌、马尔菲尼青霉菌、巴西副球孢子菌、皮炎芽生菌、暗色真菌、足分枝菌和孢子丝菌等。条件致病性真菌有念珠菌属、隐球菌属、曲霉属、毛霉属、放线菌属、奴卡菌属等，当前我国以念珠菌、曲霉和隐球菌常见。

【治疗原则】

1. 治疗策略　①对尚未发生侵袭性真菌感染的高危患者可考虑进行预防性治疗；②对可能已发生侵袭性真菌感染的患者进行诊断性试验治疗；③对很可能已发生侵袭性真菌感染的患者进行经验治疗；④对确诊患者进行目标治疗。

2．治疗药物选择　根据感染部位、致病真菌种类及患者病理生理状态选择用药。在病原真菌未明确前，可参考常见的病原真菌给予经验治疗；明确病原真菌后，可根据经验治疗的疗效和药敏试验结果调整给药。

3．初始治疗　重症患者常需要静脉给药，或采用注射和口服给药的序贯疗法，通常不推荐常规联合治疗；严重感染者或初始治疗不能控制的感染，应采用有协同作用的抗真菌药物联合治疗。

4．疗程　通常较长，需要考虑患者的免疫状态、感染病原菌和药物种类，一般在6～12周或以上。

5．辅助治疗　在应用抗真菌药物的同时，应积极治疗可能存在的基础疾病，增强机体免疫功能。

6．手术　有指征时需进行外科手术治疗。

【常见侵袭性真菌病的治疗原则】

一、曲霉病

治疗原则：

1．诊断侵袭性曲霉病后必须进行快速且强有力的针对性治疗。

2．宜选药物：伏立康唑，两性霉素B及其含脂制剂；可选药物：伊曲康唑、泊沙康唑，卡泊芬净、米卡芬净。

3．初始治疗时需要静脉给药，不推荐常规采用联合治疗，在标准治疗不能控制或多部位严重感染时可考虑联合治疗。

4．纠正粒细胞缺乏状态在治疗中至关重要，可以应用粒细胞集落刺激因子或粒细胞/巨噬细胞集落刺激因子。

5．部分患者需手术切除局部曲霉侵袭感染病灶。

6．检测血清中半乳甘露聚糖（GM）水平有助于判断治疗效果和预后，但半乳甘露聚糖水平降至正常并不能作为停止抗真菌治疗的标准。

7．抗曲霉治疗疗程通常较长，最短为6～12周，根据治疗反应其疗程可达数月或更长，需根据个体情况而定。

8．停药指征：临床症状和影像学病灶基本消失，微生物学清除以及免疫抑制状态的逆转。

二、念珠菌病

念珠菌血症是当前最常见的系统性或侵袭性念珠菌病，白念珠菌是念珠菌血症最常见的致病原,但近年非白念的比例不断升高。

治疗原则:

1. 诊断时需注意开放性标本(如痰标本)培养念珠菌阳性的价值有限,切忌仅根据痰标本培养阳性决定初始治疗。

2. 念珠菌血症应在明确诊断后尽早进行抗真菌治疗。念珠菌病开始治疗的时机取决于对危险因素的临床评价、侵袭性念珠菌病的血清标志物检测和非无菌部位真菌培养结果的综合分析。

3. 应重视念珠菌种属的鉴别及药物敏感试验结果。

4. 宜选药物:氟康唑,卡泊芬净,米卡芬净,两性霉素 B 及其含脂制剂;可选药物:伏立康唑、伊曲康唑、泊沙康唑、氟胞嘧啶。

5. 治疗方案应根据病情严重程度、病原体及其药敏情况、抗真菌药物暴露史及当地念珠菌流行病学状况做出相应调整。

6. 对于光滑念珠菌和克柔念珠菌引起的感染,宜选用棘白菌素类或两性霉素 B 治疗。

7. 念珠菌血症患者原则上应拔除深静脉置管,并进行眼底检查。

8. 念珠菌病的抗真菌治疗疗程因不同部位感染而异。念珠菌血症的抗真菌治疗疗程为血培养阴性后再用 2 周。骨髓炎的疗程通常为 6～12 个月,关节感染的疗程至少为 6 周。其他念珠菌病治疗疗程尚不明确,一般认为一旦培养和(或)血清学检查结果转阴时应停止治疗,通常在 2 周以上。

三、隐球菌病

治疗原则:

1. 对疑有播散、或伴有神经系统症状、或血清隐球菌荚膜多糖抗原检测阳性的患者,应行腰椎穿刺进行脑脊液隐球菌检查以判断是否有中枢神经系统感染。

2. 中枢神经系统隐球菌病治疗时,诱导治疗宜选两性霉素 B 或其含脂制剂联合氟胞嘧啶,如无法耐受者可选氟康唑治疗;巩固和维持治疗宜选氟康唑。诱导治疗疗程 2～4 周,巩固和维持治疗疗程 6～12 个月。必要时可考虑脑脊髓液引流与局部应用两性霉素 B。

3. 非中枢神经系统隐球菌病治疗时,免疫抑制和免疫功能正常的轻至中度隐球菌病患者宜用氟康唑治疗,疗程 6～12 个月;重症隐球菌病和隐球菌血症患者的治疗同中枢神经系统感染。

4. 手术治疗适用于单个病灶需明确诊断或影像学持续异常且抗真菌治疗无效的患者。

【病原治疗】

临床应用中尚需依据患者的感染部位、严重程度、基础情况以及抗真菌药物在人体内分布特点及其毒性大小等，综合考虑个体化治疗方案，见表4-33。

表4-33　侵袭性真菌病的病原治疗

病原	宜选药物	可选药物
曲霉属	伏立康唑，两性霉素 B 及其含脂制剂	伊曲康唑，棘白菌素类，泊沙康唑
念珠菌属	氟康唑，棘白菌素类	两性霉素 B 及其含脂制剂，伏立康唑，伊曲康唑，泊沙康唑
隐球菌属	氟康唑，两性霉素 B 及其含脂制剂＋氟胞嘧啶	伊曲康唑
毛霉	两性霉素 B 及其含脂制剂	泊沙康唑
组织浆胞菌	伊曲康唑	两性霉素 B 及其含脂制剂
球孢子菌	氟康唑、伊曲康唑	两性霉素 B 及其含脂制剂
皮炎芽生菌	伊曲康唑	两性霉素 B 及其含脂制剂，氟康唑
马尔尼菲青霉	两性霉素 B（2 周），继以伊曲康唑（静脉及口服），然后口服 AIDS 患者长期服用	伊曲康唑
暗色真菌	伊曲康唑、伏立康唑	泊沙康唑、氟胞嘧啶
孢子丝菌属	伊曲康唑	两性霉素 B 及其含脂制剂

分枝杆菌感染

结核分枝杆菌感染

【治疗原则】

1. 贯彻抗结核化学药物治疗（以下简称化疗）的"十字方针"（早期、联合、适量、规则、全程）：

（1）早期：应尽可能早发现和早治疗。

（2）联合：联合应用多种抗结核病药物，提高杀菌力，防止细菌产生耐药性。

（3）适量：剂量适当，减少不良反应和细菌耐药性的产生。

（4）规则：按照化疗方案，按时、规范服药。

（5）全程：必须教育患者坚持完成全疗程治疗。

2．化疗方案的制订与调整用药的基本原则

（1）按照患者不同的病变类型选用国际和国内推荐的标准化疗方案。

（2）对耐药患者的化疗方案中，至少包含有4种或4种以上患者未曾用过或病原菌对之敏感的药物。

（3）切忌中途单一换药或加药，亦不可随意延长或缩短疗程。掌握好停药或换药的原则。

（4）治疗过程中偶尔出现一过性耐药，无须改变正在执行的化疗方案。

（5）合并人类免疫缺陷病毒感染或艾滋病患者可以使用利福布汀代替利福平。

【病原治疗】

1．一般分为强化治疗阶段（强化期）和巩固治疗阶段（巩固期），标准短程化疗方案中强化阶段以4种药物联合应用2个月，巩固阶段以2～3种药物联合应用4个月。

2．初治菌阳/或菌阴结核推荐治疗方案 2HRZE/4HR（H：异烟肼，R：利福平，Z：吡嗪酰胺，E：乙胺丁醇）。强化期使用HRZE方案治疗2个月，继续期使用HR方案治疗4个月。疗程一般6个月。对于病情严重或存在影响预后的并发症的患者，可适当延长疗程。

3．复治结核推荐治疗方案 2SHRZE/6HRE或3HRZE/6HRE（S：链霉素）。强化期使用SHRZE方案治疗2个月，继续期使用HRE方案治疗6个月；或强化期使用HRZE方案治疗3个月，继续期使用HRE方案治疗6个月。获得患者抗结核药物敏感试验结果后，根据耐药谱以及既往治疗史选择合理治疗方案。疗程一般8个月。对于病情严重或存在影响预后的并发症的患者，可适当延长疗程。

4．耐多药结核推荐治疗方案 6 Z Am（Km，Cm）Lfx（Mfx）Cs（PAS）Pto /18 Z Lfx（Mfx）Cs（PAS）Pto 方案（Lfx：左氧氟沙星，Mfx：莫西沙星，Am：阿米卡星，Km：卡那霉素，Cm：卷曲

霉素，Pto：丙硫异烟胺，PAS：对氨基水杨酸，Cs：环丝氨酸）。

强化期使用 Z Am（Km，Cm）Lfx（Mfx）Cs（PAS）Pto 方案 6 个月，继续期使用 Z Lfx（Mfx）Cs（PAS）Pto 方案 18 个月（括号内为可替代药品）。疗程一般 24 个月。对于病情严重或存在影响预后的并发症的患者，可适当延长疗程。特殊患者（如儿童、老年人、孕妇、使用免疫抑制以及发生药物不良反应等）可以在上述方案基础上调整药物剂量或药物。

非结核分枝杆菌感染

【治疗原则】

1. 不同种类的非结核分枝杆菌对药物治疗反应不一，故应尽早进行病原检查和药敏试验，选用敏感抗菌药物。

2. 结核病用药的"十字方针"也适用于非结核分枝杆菌病，通常需联合用药，一般以 3～5 种药物为宜。

3. 多数非结核分枝杆菌病，疗程为 6～24 个月。

4. 某些快生长型非结核分枝杆菌病，可能需要同时外科手术治疗。

5. 人类免疫缺陷病毒感染或艾滋病患者合并鸟分支杆菌复合群感染者须终身用药，但应避免使用利福平。

【病原治疗】

非结核分枝杆菌病的主要病原菌有鸟分枝杆菌复合群（MAC）、龟分枝杆菌、脓肿分枝杆菌、偶然分枝杆菌、溃疡分枝杆菌等。

常用药物有新大环内酯类、利福霉素、氨基糖苷类、氟喹诺酮类、乙胺丁醇、四环素类、磺胺类、碳青霉烯类和头孢西丁等。

麻风分枝杆菌感染

麻风分枝杆菌感染主要通过与麻风病患者的长期密切接触传播。

【治疗原则】

1. 明确诊断后应尽早开始规范治疗。

2. 世界卫生组织推荐用多种药物联合化疗，可提高疗效，降低复发率。

3. 应密切注意治疗药物的不良反应，用药期间应定期检查血常规和肝功能。

【病原治疗】

世界卫生组织推荐的成人麻风病患者治疗方案如下：

1. 多菌型 利福平＋氨苯砜＋氯法齐明,疗程 12 个月(亦有建议 24 个月者)。

2. 少菌型 利福平＋氨苯砜,疗程 6 个月。

白 喉

本病为由白喉棒状杆菌引起的急性传染病。

【治疗原则】

1. 用药前,取咽喉部假膜边缘处分泌物做涂片革兰染色及细菌培养,以明确病原。

2. 涂片见到疑似白喉棒状杆菌、有白喉患者接触史或去过白喉流行区、以往未接种过白喉疫苗者,应立即予以白喉抗毒素及抗菌药物治疗。

3. 涂片找到疑似白喉棒状杆菌,即使无白喉患者接触史、未去过白喉流行区,亦需立即采取上述治疗措施,并等待细菌培养结果。

【病原治疗】

1. 抗菌药物首选青霉素。青霉素过敏的患者可用红霉素。疗程 7～10 天,直至咽拭子培养阴性。

2. 同时用白喉抗毒素。青霉素不能代替白喉抗毒素。

3. 用青霉素及白喉抗毒素前均须先进行皮肤过敏试验。

百 日 咳

本病为百日咳博德特菌引起的急性呼吸道传染病。

【治疗原则】

1. 在给予抗菌药物前先取鼻咽分泌物标本做细菌培养及药敏试验,以明确病原。

2. 有百日咳接触史、典型阵发性痉挛性咳嗽(新生儿及幼婴可无典型痉挛性咳嗽,成人或年长儿可仅有干咳及长期咳嗽)、周围血象示白细胞总数增高[(20～30)×10^9/L]、分类淋巴细胞明显增加(0.60～0.80)者,百日咳临床诊断成立,应立即开始抗菌治疗。

3. 痉挛性咳嗽后期患者不需用抗菌药物,对症治疗即可。

【病原治疗】

首选红霉素,备选 SMZ/TMP,疗程 2 周。

猩　红　热

本病主要由 A 组溶血性链球菌引起,极少数可由 C、G 组溶血性链球菌引起。

【治疗原则】

有典型的猩红热临床表现者,应立即开始抗菌治疗。

【病原治疗】

1. 首选青霉素,疗程 10 天。

2. 对青霉素过敏的患者可用第一代或第二代头孢菌素(有青霉素过敏性休克史者不可用头孢菌素类),或红霉素等大环内酯类抗菌药物,疗程均需 10 天。

鼠　　疫

本病病原菌为鼠疫耶尔森菌,属甲类传染病。一旦发现,应立即向有关部门报告。

【治疗原则】

1. 患者应强制住院,住单间病房,严格按甲类传染病消毒与隔离,病房环境应达到无鼠、无蚤。

2. 禁止挤压淋巴结。

3. 早期足量应用抗菌药物。

【病原治疗】

1. 宜选药物　庆大霉素或链霉素。

2. 可选药物　多西环素或环丙沙星。

炭　　疽

本病病原菌为炭疽芽孢杆菌,属乙类传染病。一旦发现,应立即向有关部门报告。

【治疗原则】

1. 患者应强制住院,严格隔离。

2. 皮肤损害禁忌挤压及手术切开。

3. 尽早应用抗菌药物。

【病原治疗】

见表 4-34。

表 4-34　炭疽的病原治疗

疾病	宜选药物	可选药物	备注
皮肤炭疽	环丙沙星或左氧氟沙星	多西环素，阿莫西林	疗程 60 天
吸入炭疽	环丙沙星，多西环素或左氧氟沙星＋克林霉素±利福平	青霉素 G	开始治疗时用注射剂，疗程 60 天

破 伤 风

本病病原菌为破伤风梭菌。新生儿破伤风应按乙类传染病报告。

【治疗原则】

1. 患者应住院治疗，环境要安静，避免刺激。

2. 皮肤损害的清创应在使用抗菌药物、镇静剂后 1 小时内进行。

3. 及早应用抗毒素及抗菌药物。遇有较深伤口或污秽创伤时应预防注射破伤风抗毒素。

4. 疗程视病情及感染程度酌情而定。

【病原治疗】

1. 抗毒素　人抗破伤风抗毒素用前不需要做皮肤试验。马抗破伤风抗血清应用前做皮肤试验，阳性者应采用脱敏疗法。

2. 抗菌药物　宜选药物为青霉素或甲硝唑。可选药物为多西环素（静脉给药）或红霉素。

气 性 坏 疽

本病病原菌为产气荚膜梭菌。一旦发现，应立即以特殊感染病例报告医院感染管理部门。

【治疗原则】

1. 患者住单间病房并实施床旁接触隔离。

2. 尽早进行清创术，清除感染组织及坏死组织。取创口分泌物做需氧及厌氧培养。必要时应截肢。

3. 早期足量应用抗厌氧菌药物，合并需氧菌感染时联合应用抗需氧菌药物。

4. 疗程视病情及感染程度酌情而定。

【病原治疗】

1. 宜选药物　青霉素。

2. 可选药物　克林霉素、甲硝唑、头孢曲松或碳青霉烯类；多西环素，氯霉素。

伤寒和副伤寒等沙门菌感染

伤寒和副伤寒是一类常见的急性消化道传染病，除病原体、免疫性各不相同外，两者在病理变化、流行病学、临床特点及防治措施等方面均相近。

【治疗原则】

1. 拟诊或确诊患者应按肠道传染病隔离，临床症状消失后，每隔5天取粪便标本做细菌培养，连续2次培养阴性可解除隔离。

2. 在给予抗菌治疗前应留取血标本或粪、尿标本进行细菌培养，获病原菌后做药敏试验。必要时可按药敏试验结果调整用药。

3. 疗程一般为10～14天。病情较重者病程初期可静脉给药，病情稳定后可改为口服给药。

4. 抗菌治疗结束后仍需随访粪、尿培养，以除外带菌状态。如为带菌者，应予治疗。

【病原治疗】

1. 首选氟喹诺酮类，但儿童和妊娠期、哺乳期患者不宜应用。

2. 头孢曲松、头孢噻肟或阿奇霉素适用于儿童和妊娠期、哺乳期患者以及耐药菌所致伤寒患者。

3. 敏感株仍可选用阿莫西林、氨苄西林、氯霉素、SMZ/TMP。新生儿、妊娠期患者及肝功能明显损害的患者避免应用氯霉素。应用氯霉素期间应定期复查周围血象，监测其血液系统毒性。

4. 伤寒带菌者治疗可选用阿莫西林或氟喹诺酮类口服，疗程6周。

布 鲁 菌 病

本病病原菌为布鲁菌属，属乙类传染病。一旦发现，应于24小时内向有关部门报告。

【治疗原则】

早期足量应用抗菌药物，疗程需较长，必要时可重复疗程。

【病原治疗】

1. 宜选药物　多西环素 6 周＋庆大霉素 2～3 周；

2. 可选药物　多西环素联合利福平 6 周，或 SMZ/TMP 6 周＋庆大霉素 2 周。

钩端螺旋体病

本病是由各种不同型别的致病性钩端螺旋体引起的急性全身性感染，属于乙类传染病。

【治疗原则】

1. 早期发现、早期诊断、早期休息与就地治疗。

2. 尽早进行抗菌药物治疗，可杀灭钩端螺旋体、减轻病情、减少器官损害及缩短病程。

3. 为避免治疗后出现赫氏反应，初始治疗阶段抗菌药物的剂量宜小。

【病原治疗】

1. 轻度感染　多西环素（8 岁以下儿童及妊娠哺乳期妇女禁用四环素类）100mg 口服 bid 或阿莫西林 500mg 口服 qid，疗程 7 天。

2. 中、重度感染　首选青霉素 G 160 万 U，静脉滴注或肌肉注射 q6h，为预防赫氏反应，也可首剂 5 万 U，肌肉注射，4 小时后 10 万 U，逐渐过渡至每次 160 万 U；或头孢曲松 1.0g 静脉滴注 qd，或氨苄西林 0.5g～1.0g 静脉滴注 q6h，疗程均为 7 日。

回　归　热

本病由回归热螺旋体引起，根据传播途径，可分为虱传回归热和蜱传回归热。

【治疗原则】

1. 虱传回归热和蜱传回归热抗菌治疗原则相同。

2. 初始治疗时抗菌药物的剂量不宜过大，以免出现赫氏反应，糖皮质激素不能预防该反应的发生。

3. 对症支持治疗，谨慎降温。

【病原治疗】

1. 虱传回归热　四环素 500mg 单剂口服，或红霉素 500mg 单剂静脉滴注或口服。

2．蜱传回归热　多西环素 100mg 口服 bid×7～10 天（8 岁以下儿童及妊娠哺乳期妇女禁用四环素类），或红霉素 500mg（儿童 10mg/kg）口服 qid×7～10 天。

3．中枢神经系统感染　青霉素、头孢曲松、头孢噻肟静脉滴注，疗程 14 天。

莱　姆　病

本病由伯氏疏螺旋体引起，为一种可能慢性化的虫媒传染病。

【治疗原则】

1．早期及时给予抗菌治疗。

2．在不同阶段选用抗菌药物有所不同，疗程应足够，以彻底杀灭螺旋体。

3．血清试验阳性，无临床症状者不需给予抗菌药。

4．8 岁以下儿童及妊娠、哺乳期妇女禁用四环素类。

【病原治疗】

见表 4-35。

表 4-35　莱姆病病原治疗

疾病状况	宜选药物	可选药物	备注
游走性红斑淋巴结炎、慢性萎缩性肢端皮炎	多西环素，阿莫西林	头孢呋辛红霉素类（复发率较高）	疗程 14～21 日
心肌炎	头孢曲松，头孢噻肟，青霉素	多西环素，阿莫西林	疗程 14～21 日
面神经麻痹	多西环素，阿莫西林	头孢曲松	疗程 14～21 日
脑膜（脑）炎	头孢曲松	头孢噻肟，青霉素	疗程 14～28 日
关节炎	多西环素，阿莫西林	头孢曲松，青霉素	疗程 30～60 日
孕妇	阿莫西林		青霉素过敏者用阿奇霉素等大环内酯类
晚期神经系统损害	头孢曲松、头孢噻肟或青霉素静脉滴注		疗程 14～28 日，治疗反应发生较为迟缓

立克次体病

立克次体病是由立克次体科，柯克斯体科，巴通体科中的多个属、种的病原微生物引起的感染病。

【治疗原则】

立克次体为细胞内寄生微生物，抗菌药物应用必须坚持完成全疗程。

【病原治疗】

见表4-36。

表4-36 立克次体病的病原治疗

疾病	病原体	宜选药物	可选药物	备注
斑疹伤寒群（流行性、地方性和丛林斑疹伤寒）	普氏立克次体莫氏立克次体恙虫病东方体	多西环素	环丙沙星氯霉素	疗程7日或体温正常后2天
Q热	伯纳特立克次体（贝纳柯克斯体）	多西环素	红霉素类，氯霉素	Q热心内膜炎：多西环素+羟氯喹，疗程1.5～3年
慢性Q热	伯纳特立克次体	多西环素+利福平，或环丙沙星+利福平	环丙沙星+多西环素	疗程共3年
战壕热	五日热巴通体	多西环素		合并心内膜炎者多西环素起始治疗的2周加用庆大霉素
落矶山斑点热、纽扣斑点热、北亚热、昆士兰斑点热、立克次体痘和日本红斑热等	虱传立克次体等斑点热群立克次体	多西环素	阿奇霉素，克拉霉素，氯霉素	①疗程7日或体温正常后2天；②由于斑点热可危及生命，8岁以下儿童仍考虑选用四环素；③妊娠哺乳患者不可用四环素类，宜用氯霉素

续表

疾病	病原体	宜选药物	可选药物	备注
猫抓病	汉塞巴通体	阿奇霉素		疗程5～7日
无形体病	嗜吞噬细胞无形体	多西环素	四环素	疗程7～14日

中性粒细胞缺乏伴发热

中性粒细胞缺乏伴发热患者是一组特殊的疾病人群。由于免疫功能低下,感染的症状和体征常不明显,感染灶也不明确,发热可能是感染的唯一征象。其病情凶险,感染相关死亡率高。常见病原体以细菌为主。

【治疗原则】

1. 尽早开始经验治疗。

2. 选择药物应覆盖可能引起严重并发症,威胁生命的常见和毒力较强的病原菌,直至获得准确的病原学培养结果。

3. 常规使用抗假单胞菌 β- 内酰胺类药物,如头孢他啶、头孢吡肟、哌拉西林 / 他唑巴坦、头孢哌酮 / 舒巴坦、碳青霉烯类可作为首选药物。

4. 对于血流动力学不稳定者,可联合抗革兰阳性球菌的药物。

【病原治疗】

参照"血流感染"中的表4-17"血流感染的病原治疗"。

附 录

附录一 《抗菌药物临床应用管理办法》

（卫生部令第84号）

《抗菌药物临床应用管理办法》已于2012年2月13日经卫生部部务会审议通过，现予以发布，自2012年8月1日起施行。

部　长　陈　竺
二〇一二年四月二十四日

第一章 总 则

第一条　为加强医疗机构抗菌药物临床应用管理，规范抗菌药物临床应用行为，提高抗菌药物临床应用水平，促进临床合理应用抗菌药物，控制细菌耐药，保障医疗质量和医疗安全，根据相关卫生法律法规，制定本办法。

第二条　本办法所称抗菌药物是指治疗细菌、支原体、衣原体、立克次体、螺旋体、真菌等病原微生物所致感染性疾病病原的药物，不包括治疗结核病、寄生虫病和各种病毒所致感染性疾病的药物以及具有抗菌作用的中药制剂。

第三条　卫生部负责全国医疗机构抗菌药物临床应用的监督管理。

县级以上地方卫生行政部门负责本行政区域内医疗机构抗菌药物临床应用的监督管理。

第四条　本办法适用于各级各类医疗机构抗菌药物临床应用管理工作。

第五条　抗菌药物临床应用应当遵循安全、有效、经济的原则。

第六条　抗菌药物临床应用实行分级管理。根据安全性、疗效、细菌耐药性、价格等因素，将抗菌药物分为三级：非限制使用级、限制使用级与特殊使用级。具体划分标准如下：

（一）非限制使用级抗菌药物是指经长期临床应用证明安全、有效，对细菌耐药性影响较小，价格相对较低的抗菌药物；

（二）限制使用级抗菌药物是指经长期临床应用证明安全、有效，对细菌耐药性影响较大，或者价格相对较高的抗菌药物；

（三）特殊使用级抗菌药物是指具有以下情形之一的抗菌药物：

1．具有明显或者严重不良反应，不宜随意使用的抗菌药物；

2．需要严格控制使用，避免细菌过快产生耐药的抗菌药物；

3．疗效、安全性方面的临床资料较少的抗菌药物；

4．价格昂贵的抗菌药物。

抗菌药物分级管理目录由各省级卫生行政部门制定，报卫生部备案。

第二章　组织机构和职责

第七条　医疗机构主要负责人是本机构抗菌药物临床应用管理的第一责任人。

第八条　医疗机构应当建立本机构抗菌药物管理工作制度。

第九条　医疗机构应当设立抗菌药物管理工作机构或者配备专（兼）职人员负责本机构的抗菌药物管理工作。

二级以上的医院、妇幼保健院及专科疾病防治机构（以下简称二级以上医院）应当在药事管理与药物治疗学委员会下设立抗菌药物管理工作组。抗菌药物管理工作组由医务、药学、感染性疾病、临床微生物、护理、医院感染管理等部门负责人和具有相关专业高级技术职务任职资格的人员组成，医务、药学等部门共同负责日常管理工作。

其他医疗机构设立抗菌药物管理工作小组或者指定专（兼）职人员，负责具体管理工作。

第十条　医疗机构抗菌药物管理工作机构或者专（兼）职人员的主要职责是：

（一）贯彻执行抗菌药物管理相关的法律、法规、规章，制定本机构抗菌药物管理制度并组织实施；

（二）审议本机构抗菌药物供应目录，制定抗菌药物临床应用相关技术性文件，并组织实施；

（三）对本机构抗菌药物临床应用与细菌耐药情况进行监

测，定期分析、评估、上报监测数据并发布相关信息，提出干预和改进措施；

（四）对医务人员进行抗菌药物管理相关法律、法规、规章制度和技术规范培训，组织对患者合理使用抗菌药物的宣传教育。

第十一条　二级以上医院应当设置感染性疾病科，配备感染性疾病专业医师。

感染性疾病科和感染性疾病专业医师负责对本机构各临床科室抗菌药物临床应用进行技术指导，参与抗菌药物临床应用管理工作。

第十二条　二级以上医院应当配备抗菌药物等相关专业的临床药师。

临床药师负责对本机构抗菌药物临床应用提供技术支持，指导患者合理使用抗菌药物，参与抗菌药物临床应用管理工作。

第十三条　二级以上医院应当根据实际需要，建立符合实验室生物安全要求的临床微生物室。

临床微生物室开展微生物培养、分离、鉴定和药物敏感试验等工作，提供病原学诊断和细菌耐药技术支持，参与抗菌药物临床应用管理工作。

第十四条　卫生行政部门和医疗机构加强涉及抗菌药物临床应用管理的相关学科建设，建立专业人才培养和考核制度，充分发挥相关专业技术人员在抗菌药物临床应用管理工作中的作用。

第三章　抗菌药物临床应用管理

第十五条　医疗机构应当严格执行《处方管理办法》、《医疗机构药事管理规定》、《抗菌药物临床应用指导原则》、《国家处方集》等相关规定及技术规范，加强对抗菌药物遴选、采购、处方、调剂、临床应用和药物评价的管理。

第十六条　医疗机构应当按照省级卫生行政部门制定的抗菌药物分级管理目录，制定本机构抗菌药物供应目录，并向核发其《医疗机构执业许可证》的卫生行政部门备案。医疗机构抗菌药物供应目录包括采购抗菌药物的品种、品规。未经备案的抗菌药物品种、品规，医疗机构不得采购。

第十七条　医疗机构应当严格控制本机构抗菌药物供应目录的品种数量。同一通用名称抗菌药物品种，注射剂型和口服剂型各不得超过 2 种。具有相似或者相同药理学特征的抗菌药物不得重复列入供应目录。

第十八条　医疗机构确因临床工作需要，抗菌药物品种和品规数量超过规定的，应当向核发其《医疗机构执业许可证》的卫生行政部门详细说明原因和理由；说明不充分或者理由不成立的，卫生行政部门不得接受其抗菌药物品种和品规数量的备案。

第十九条　医疗机构应当定期调整抗菌药物供应目录品种结构，并于每次调整后 15 个工作日内向核发其《医疗机构执业许可证》的卫生行政部门备案。调整周期原则上为 2 年，最短不得少于 1 年。

第二十条　医疗机构应当按照国家药品监督管理部门批准并公布的药品通用名称购进抗菌药物，优先选用《国家基本药物目录》、《国家处方集》和《国家基本医疗保险、工伤保险和生育保险药品目录》收录的抗菌药物品种。

基层医疗卫生机构只能选用基本药物（包括各省区市增补品种）中的抗菌药物品种。

第二十一条　医疗机构抗菌药物应当由药学部门统一采购供应，其他科室或者部门不得从事抗菌药物的采购、调剂活动。临床上不得使用非药学部门采购供应的抗菌药物。

第二十二条　因特殊治疗需要，医疗机构需使用本机构抗菌药物供应目录以外抗菌药物的，可以启动临时采购程序。临时采购应当由临床科室提出申请，说明申请购入抗菌药物名称、剂型、规格、数量、使用对象和使用理由，经本机构抗菌药物管理工作组审核同意后，由药学部门临时一次性购入使用。

医疗机构应当严格控制临时采购抗菌药物品种和数量，同一通用名抗菌药物品种启动临时采购程序原则上每年不得超过 5 例次。如果超过 5 例次，应当讨论是否列入本机构抗菌药物供应目录。调整后的抗菌药物供应目录总品种数不得增加。

医疗机构应当每半年将抗菌药物临时采购情况向核发其《医疗机构执业许可证》的卫生行政部门备案。

第二十三条　医疗机构应当建立抗菌药物遴选和定期评估制度。

医疗机构遴选和新引进抗菌药物品种，应当由临床科室提交申请报告，经药学部门提出意见后，由抗菌药物管理工作组审议。

抗菌药物管理工作组三分之二以上成员审议同意，并经药事管理与药物治疗学委员会三分之二以上委员审核同意后方可列入采购供应目录。

抗菌药物品种或者品规存在安全隐患、疗效不确定、耐药率高、性价比差或者违规使用等情况的,临床科室、药学部门、抗菌药物管理工作组可以提出清退或者更换意见。清退意见经抗菌药物管理工作组二分之一以上成员同意后执行,并报药事管理与药物治疗学委员会备案;更换意见经药事管理与药物治疗学委员会讨论通过后执行。

清退或者更换的抗菌药物品种或者品规原则上 12 个月内不得重新进入本机构抗菌药物供应目录。

第二十四条　具有高级专业技术职务任职资格的医师,可授予特殊使用级抗菌药物处方权;具有中级以上专业技术职务任职资格的医师,可授予限制使用级抗菌药物处方权;具有初级专业技术职务任职资格的医师,在乡、民族乡、镇、村的医疗机构独立从事一般执业活动的执业助理医师以及乡村医生,可授予非限制使用级抗菌药物处方权。药师经培训并考核合格后,方可获得抗菌药物调剂资格。

二级以上医院应当定期对医师和药师进行抗菌药物临床应用知识和规范化管理的培训。医师经本机构培训并考核合格后,方可获得相应的处方权。

其他医疗机构依法享有处方权的医师、乡村医生和从事处方调剂工作的药师,由县级以上地方卫生行政部门组织相关培训、考核。经考核合格的,授予相应的抗菌药物处方权或者抗菌药物调剂资格。

第二十五条　抗菌药物临床应用知识和规范化管理培训和考核内容应当包括:

(一)《药品管理法》、《执业医师法》、《抗菌药物临床应用管理办法》、《处方管理办法》、《医疗机构药事管理规定》、《抗菌药物临床应用指导原则》、《国家基本药物处方集》、《国家处方集》和《医院处方点评管理规范(试行)》等相关法律、法规、规章和规范性文件;

(二)抗菌药物临床应用及管理制度;

(三)常用抗菌药物的药理学特点与注意事项;

(四)常见细菌的耐药趋势与控制方法;

(五)抗菌药物不良反应的防治。

第二十六条　医疗机构和医务人员应当严格掌握使用抗菌药物预防感染的指征。预防感染、治疗轻度或者局部感染应当首选非限制使用级抗菌药物;严重感染、免疫功能低下合并感染或者病原菌只对限制使用级抗菌药物敏感时，方可选用限制使用级抗菌药物。

第二十七条　严格控制特殊使用级抗菌药物使用。特殊使用级抗菌药物不得在门诊使用。

临床应用特殊使用级抗菌药物应当严格掌握用药指征，经抗菌药物管理工作组指定的专业技术人员会诊同意后，由具有相应处方权医师开具处方。

特殊使用级抗菌药物会诊人员由具有抗菌药物临床应用经验的感染性疾病科、呼吸科、重症医学科、微生物检验科、药学部门等具有高级专业技术职务任职资格的医师、药师或具有高级专业技术职务任职资格的抗菌药物专业临床药师担任。

第二十八条　因抢救生命垂危的患者等紧急情况，医师可以越级使用抗菌药物。越级使用抗菌药物应当详细记录用药指征，并应当于24小时内补办越级使用抗菌药物的必要手续。

第二十九条　医疗机构应当制定并严格控制门诊患者静脉输注使用抗菌药物比例。

村卫生室、诊所和社区卫生服务站使用抗菌药物开展静脉输注活动，应当经县级卫生行政部门核准。

第三十条　医疗机构应当开展抗菌药物临床应用监测工作，分析本机构及临床各专业科室抗菌药物使用情况，评估抗菌药物使用适宜性；对抗菌药物使用趋势进行分析，对抗菌药物不合理使用情况应当及时采取有效干预措施。

第三十一条　医疗机构应当根据临床微生物标本检测结果合理选用抗菌药物。临床微生物标本检测结果未出具前，医疗机构可以根据当地和本机构细菌耐药监测情况经验选用抗菌药物，临床微生物标本检测结果出具后根据检测结果进行相应调整。

第三十二条　医疗机构应当开展细菌耐药监测工作，建立细菌耐药预警机制，并采取下列相应措施：

（一）主要目标细菌耐药率超过30%的抗菌药物，应当及时将预警信息通报本机构医务人员；

（二）主要目标细菌耐药率超过40%的抗菌药物，应当慎重经验用药；

（三）主要目标细菌耐药率超过50%的抗菌药物，应当参照药敏试验结果选用；

（四）主要目标细菌耐药率超过75%的抗菌药物，应当暂停针对此目标细菌的临床应用，根据追踪细菌耐药监测结果，再决定是否恢复临床应用。

第三十三条　医疗机构应当建立本机构抗菌药物临床应用情况排名、内部公示和报告制度。

医疗机构应当对临床科室和医务人员抗菌药物使用量、使用率和使用强度等情况进行排名并予以内部公示；对排名后位或者发现严重问题的医师进行批评教育，情况严重的予以通报。

医疗机构应当按照要求对临床科室和医务人员抗菌药物临床应用情况进行汇总，并向核发其《医疗机构执业许可证》的卫生行政部门报告。非限制使用级抗菌药物临床应用情况，每年报告一次；限制使用级和特殊使用级抗菌药物临床应用情况，每半年报告一次。

第三十四条　医疗机构应当充分利用信息化手段促进抗菌药物合理应用。

第三十五条　医疗机构应当对以下抗菌药物临床应用异常情况开展调查，并根据不同情况作出处理：

（一）使用量异常增长的抗菌药物；

（二）半年内使用量始终居于前列的抗菌药物；

（三）经常超适应证、超剂量使用的抗菌药物；

（四）企业违规销售的抗菌药物；

（五）频繁发生严重不良事件的抗菌药物。

第三十六条　医疗机构应当加强对抗菌药物生产、经营企业在本机构销售行为的管理，对存在不正当销售行为的企业，应当及时采取暂停进药、清退等措施。

第四章　监督管理

第三十七条　县级以上卫生行政部门应当加强对本行政区域内医疗机构抗菌药物临床应用情况的监督检查。

第三十八条　卫生行政部门工作人员依法对医疗机构抗菌药物临床应用情况进行监督检查时，应当出示证件，被检查医疗机构应当予以配合，提供必要的资料，不得拒绝、阻碍和隐瞒。

第三十九条　县级以上地方卫生行政部门应当建立医疗机构抗菌药物临床应用管理评估制度。

第四十条　县级以上地方卫生行政部门应当建立抗菌药物临床应用情况排名、公布和诚勉谈话制度。对本行政区域内医疗机构抗菌药物使用量、使用率和使用强度等情况进行排名，将排名情况向本行政区域内医疗机构公布，并报上级卫生行政部门备案；对发生重大、特大医疗质量安全事件或者存在严重医疗质量安全隐患的各级各类医疗机构的负责人进行诫勉谈话，情况严重的予以通报。

第四十一条　县级卫生行政部门负责对辖区内乡镇卫生院、社区卫生服务中心（站）抗菌药物使用量、使用率等情况进行排名并予以公示。

受县级卫生行政部门委托，乡镇卫生院负责对辖区内村卫生室抗菌药物使用量、使用率等情况进行排名并予以公示，并向县级卫生行政部门报告。

第四十二条　卫生部建立全国抗菌药物临床应用监测网和全国细菌耐药监测网，对全国抗菌药物临床应用和细菌耐药情况进行监测；根据监测情况定期公布抗菌药物临床应用控制指标，开展抗菌药物临床应用质量管理与控制工作。

省级卫生行政部门应当建立本行政区域的抗菌药物临床应用监测网和细菌耐药监测网，对医疗机构抗菌药物临床应用和细菌耐药情况进行监测，开展抗菌药物临床应用质量管理与控制工作。

抗菌药物临床应用和细菌耐药监测技术方案由卫生部另行制定。

第四十三条　卫生行政部门应当将医疗机构抗菌药物临床应用情况纳入医疗机构考核指标体系；将抗菌药物临床应用情况作为医疗机构定级、评审、评价重要指标，考核不合格的，视情况对医疗机构作出降级、降等、评价不合格处理。

第四十四条　医疗机构抗菌药物管理机构应当定期组织相关专业技术人员对抗菌药物处方、医嘱实施点评，并将点评结果作为医师定期考核、临床科室和医务人员绩效考核依据。

第四十五条　医疗机构应当对出现抗菌药物超常处方3次以上且无正当理由的医师提出警告，限制其特殊使用级和限制使用级抗菌药物处方权。

第四十六条　医师出现下列情形之一的，医疗机构应当取消其处方权：

（一）抗菌药物考核不合格的；

（二）限制处方权后，仍出现超常处方且无正当理由的；

（三）未按照规定开具抗菌药物处方，造成严重后果的；

（四）未按照规定使用抗菌药物，造成严重后果的；

（五）开具抗菌药物处方牟取不正当利益的。

第四十七条　药师未按照规定审核抗菌药物处方与用药医嘱，造成严重后果的，或者发现处方不适宜、超常处方等情况未进行干预且无正当理由的，医疗机构应当取消其药物调剂资格。

第四十八条　医师处方权和药师药物调剂资格取消后，在六个月内不得恢复其处方权和药物调剂资格。

第五章　法律责任

第四十九条　医疗机构有下列情形之一的，由县级以上卫生行政部门责令限期改正；逾期不改的，进行通报批评，并给予警告；造成严重后果的，对负有责任的主管人员和其他直接责任人员，给予处分：

（一）未建立抗菌药物管理组织机构或者未指定专（兼）职技术人员负责具体管理工作的；

（二）未建立抗菌药物管理规章制度的；

（三）抗菌药物临床应用管理混乱的；

（四）未按照本办法规定执行抗菌药物分级管理、医师抗菌药物处方权限管理、药师抗菌药物调剂资格管理或者未配备相关专业技术人员的；

（五）其他违反本办法规定行为的。

第五十条　医疗机构有下列情形之一的，由县级以上卫生行政部门责令限期改正，给予警告，并可根据情节轻重处以三万元以下罚款；对负有责任的主管人员和其他直接责任人员，可根据情节给予处分：

（一）使用未取得抗菌药物处方权的医师或者使用被取消抗菌药物处方权的医师开具抗菌药物处方的；

（二）未对抗菌药物处方、医嘱实施适宜性审核，情节严重的；

（三）非药学部门从事抗菌药物购销、调剂活动的；

（四）将抗菌药物购销、临床应用情况与个人或者科室经济利益挂钩的；

（五）在抗菌药物购销、临床应用中牟取不正当利益的。

第五十一条　医疗机构的负责人、药品采购人员、医师等有关人员索取、收受药品生产企业、药品经营企业或者其代理人给予的财物或者通过开具抗菌药物牟取不正当利益的，由县级以上地方卫生行政部门依据国家有关法律法规进行处理。

第五十二条　医师有下列情形之一的，由县级以上卫生行政部门按照《执业医师法》第三十七条的有关规定，给予警告或者责令暂停六个月以上一年以下执业活动；情节严重的，吊销其执业证书；构成犯罪的，依法追究刑事责任：

（一）未按照本办法规定开具抗菌药物处方，造成严重后果的；

（二）使用未经国家药品监督管理部门批准的抗菌药物的；

（三）使用本机构抗菌药物供应目录以外的品种、品规，造成严重后果的；

（四）违反本办法其他规定，造成严重后果的。

乡村医生有前款规定情形之一的，由县级卫生行政部门按照《乡村医师从业管理条例》第三十八条有关规定处理。

第五十三条　药师有下列情形之一的，由县级以上卫生行政部门责令限期改正，给予警告；构成犯罪的，依法追究刑事责任：

（一）未按照规定审核、调剂抗菌药物处方，情节严重的；

（二）未按照规定私自增加抗菌药物品种或者品规的；

（三）违反本办法其他规定的。

第五十四条　未经县级卫生行政部门核准，村卫生室、诊所、社区卫生服务站擅自使用抗菌药物开展静脉输注活动的，由县级以上地方卫生行政部门责令限期改正，给予警告；逾期不改的，可根据情节轻重处以一万元以下罚款。

第五十五条　县级以上地方卫生行政部门未按照本办法规定履行监管职责，造成严重后果的，对直接负责的主管人员和其他直接责任人员依法给予记大过、降级、撤职、开除等行政处分。

第五十六条　医疗机构及其医务人员违反《药品管理法》的，依照《药品管理法》的有关规定处理。

第六章　附　则

第五十七条　国家中医药管理部门在职责范围内负责中医医疗机构抗菌药物临床应用的监督管理。

第五十八条　各省级卫生行政部门应当于本办法发布之日起3个月内，制定本行政区域抗菌药物分级管理目录。

第五十九条　本办法自2012年8月1日起施行。

附录二　卫生部办公厅关于抗菌药物临床应用管理有关问题的通知

卫办医政发〔2009〕38 号

各省、自治区、直辖市卫生厅局，新疆生产建设兵团卫生局：

《卫生部办公厅关于进一步加强抗菌药物临床应用管理的通知》（卫办医发〔2008〕48 号）下发以来，各级卫生行政部门和医疗机构认真组织学习、贯彻落实，取得了一定的成效，部分地区医疗机构抗菌药物应用比例有所下降，围手术期抗菌药物预防应用进一步规范。为继续推进抗菌药物临床合理应用，根据2008 年度全国抗菌药物临床应用监测与细菌耐药监测结果，现就抗菌药物临床应用管理有关问题通知如下：

一、以严格控制 I 类切口手术预防用药为重点，进一步加强围手术期抗菌药物预防性应用的管理

医疗机构要严格按照《抗菌药物临床应用指导原则》中围手术期抗菌药物预防性应用的有关规定，加强围手术期抗菌药物预防性应用的管理，改变过度依赖抗菌药物预防手术感染的状况。对具有预防使用抗菌药物指征的，参照《常见手术预防用抗菌药物表》（见附件）选用抗菌药物。也可以根据临床实际需要，合理使用其他抗菌药物。

医疗机构要重点加强 I 类切口手术预防使用抗菌药物的管理和控制。I 类切口手术一般不预防使用抗菌药物，确需使用时，要严格掌握适应证、药物选择、用药起始与持续时间。给药方法要按照《抗菌药物临床应用指导原则》有关规定，术前0.5～2 小时内，或麻醉开始时首次给药；手术时间超过 3 小时或失血量大于 1500ml，术中可给予第二剂；总预防用药时间一般不超过 24 小时，个别情况可延长至 48 小时。

二、严格控制氟喹诺酮类药物临床应用

医疗机构要进一步加强氟喹诺酮类药物临床应用管理，严格掌握临床应用指征，控制临床应用品种数量。氟喹诺酮类药物的经验性治疗可用于肠道感染、社区获得性呼吸道感染和社区获得性泌尿系统感染，其他感染性疾病治疗要在病情和条件

许可的情况下,逐步实现参照致病菌药敏试验结果或本地区细菌耐药监测结果选用该类药物。应严格控制氟喹诺酮类药物作为外科围手术期预防用药。对已有严重不良反应报告的氟喹诺酮类药物要慎重遴选,使用中密切关注安全性问题。

三、严格执行抗菌药物分级管理制度

医疗机构要按照《抗菌药物临床应用指导原则》中"非限制使用"、"限制使用"和"特殊使用"的分级管理原则,建立健全抗菌药物分级管理制度,明确各级医师使用抗菌药物的处方权限。

根据抗菌药物临床应用监测情况,以下药物作为"特殊使用"类别管理。医疗机构可根据本机构具体情况增加"特殊使用"类别抗菌药物品种。

(一)第四代头孢菌素:头孢吡肟、头孢匹罗、头孢噻利等;

(二)碳青霉烯类抗菌药物:亚胺培南/西司他丁、美罗培南、帕尼培南/倍他米隆、比阿培南等;

(三)多肽类与其他抗菌药物:万古霉素、去甲万古霉素、替考拉宁、利奈唑胺等;

(四)抗真菌药物:卡泊芬净,米卡芬净,伊曲康唑(口服液、注射剂),伏立康唑(口服剂、注射剂),两性霉素 B 含脂制剂等。

"特殊使用"抗菌药物须经由医疗机构药事管理委员会认定、具有抗感染临床经验的感染或相关专业专家会诊同意,由具有高级专业技术职务任职资格的医师开具处方后方可使用。医师在临床使用"特殊使用"抗菌药物时要严格掌握适应证,药师要严格审核处方。紧急情况下未经会诊同意或需越级使用的,处方量不得超过 1 日用量,并做好相关病历记录。

四、加强临床微生物检测与细菌耐药监测工作,建立抗菌药物临床应用预警机制

医疗机构要按照《抗菌药物临床应用指导原则》要求,加强临床微生物检测与细菌耐药监测工作。三级医院要建立规范的临床微生物实验室,提高病原学诊断水平,定期分析报告本机构细菌耐药情况;要根据全国和本地区细菌耐药监测结果,结合本机构实际情况,建立、完善抗菌药物临床应用与细菌耐药预警机制,并采取相应的干预措施。

(一)对主要目标细菌耐药率超过 30% 的抗菌药物,应及

时将预警信息通报本机构医务人员。

（二）对主要目标细菌耐药率超过 40% 的抗菌药物，应慎重经验用药。

（三）对主要目标细菌耐药率超过 50% 的抗菌药物，应参照药敏试验结果选用。

（四）对主要目标细菌耐药率超过 75% 的抗菌药物，应暂停该类抗菌药物的临床应用，根据追踪细菌耐药监测结果，再决定是否恢复其临床应用。

我部将根据全国抗菌药物临床应用和细菌耐药监测结果，适时对全国抗菌药物临床应用管理进行调整。各级地方卫生行政部门要继续加强对抗菌药物临床应用工作的管理，逐步建立、健全本辖区抗菌药物临床应用与细菌耐药监测管理体系，开展对医疗机构抗菌药物临床应用的评价和指导。医疗机构要建立、健全各项规章制度，切实采取措施推进合理用药工作，保证《抗菌药物临床应用指导原则》的落实。

我部于 2008 年 3 月 24 日印发的《卫生部办公厅关于进一步加强抗菌药物临床应用管理的通知》（卫办医发〔2008〕48 号）同时废止。

附件：常见手术预防用抗菌药物表

二〇〇九年三月二十三日

附件　常见手术预防用抗菌药物表

手术名称	抗菌药物选择
颅脑手术	第一、二代头孢菌素；头孢曲松
颈部外科(含甲状腺)手术	第一代头孢菌素
经口咽部黏膜切口的大手术	第一代头孢菌素,可加用甲硝唑
乳腺手术	第一代头孢菌素
周围血管外科手术	第一、二代头孢菌素
腹外疝手术	第一代头孢菌素
胃十二指肠手术	第一、二代头孢菌素
阑尾手术	第二代头孢菌素或头孢噻肟；可加用甲硝唑
结、直肠手术	第二代头孢菌素或头孢曲松或头孢噻肟；可加用甲硝唑
肝胆系统手术	第二代头孢菌素,有反复感染史者可选头孢曲松或头孢哌酮或头孢哌酮/舒巴坦
胸外科手术(食管、肺)	第一、二代头孢菌素,头孢曲松
心脏大血管手术	第一、二代头孢菌素
泌尿外科手术	第一、二代头孢菌素,环丙沙星
一般骨科手术	第一代头孢菌素
应用人工植入物的骨科手术(骨折内固定术、脊柱融合术、关节置换术)	第一、二代头孢菌素,头孢曲松
妇科手术	第一、二代头孢菌素或头孢曲松或头孢噻肟；涉及阴道时可加用甲硝唑
剖宫产	第一代头孢菌素(结扎脐带后给药)

注：1. Ⅰ类切口手术常用预防抗菌药物为头孢唑林或头孢拉定。

2. Ⅰ类切口手术常用预防抗菌药物单次使用剂量：头孢唑林 1~2g；头孢拉定 1~2g；头孢呋辛 1.5g；头孢曲松 1~2g；甲硝唑 0.5g。

3. 对β-内酰胺类抗菌药物过敏者,可选用克林霉素预防葡萄球菌、链球菌感染,可选用氨曲南预防革兰阴性杆菌感染。必要时可联合使用。

4. 耐甲氧西林葡萄球菌检出率高的医疗机构,如进行人工材料植入手术(如人工心脏瓣膜置换、永久性心脏起搏器置入、人工关节置换等),也可选用万古霉素或去甲万古霉素预防感染。

附录三　2011年全国抗菌药物临床应用专项整治活动方案

卫办医政发〔2011〕56号

为进一步加强医疗机构抗菌药物临床应用管理，促进抗菌药物合理使用，有效控制细菌耐药，保证医疗质量和医疗安全，按照2011年全国卫生工作会议和全国医疗管理工作会议要求，根据卫生部、国家食品药品监督管理局、工业和信息化部及农业部《全国抗菌药物联合整治工作方案》（卫医政发〔2010〕111号）、《2011年"医疗质量万里行"活动方案》（卫医政发〔2011〕号）和《卫生部关于在全国医疗卫生系统开展"三好一满意"活动的通知》（卫医政发〔2011〕号）要求，制定本方案。

一、指导思想

深入贯彻落实深化医药卫生体制改革工作要求，以科学发展观为指导，坚持"标本兼治、重在治本"的原则，按照"突出重点、集中治理、健全机制、持续改进"的工作思路，将抗菌药物临床应用专项整治活动作为"医疗质量万里行"和"三好一满意"活动的重要内容，统一部署、统一安排、统一组织、统一实施，围绕抗菌药物临床应用中的突出问题和关键环节进行集中治理，务求实效。完善抗菌药物临床应用管理长效工作机制，提高抗菌药物临床合理应用水平，保障患者合法权益和用药安全，实现为人民群众提供安全、有效、方便、价廉的医疗服务的医改目标。

二、活动目标

通过开展全国抗菌药物临床应用专项整治活动，进一步加强抗菌药物临床应用管理，优化抗菌药物临床应用结构，提高抗菌药物临床合理应用水平，规范抗菌药物临床应用，有效遏制细菌耐药；针对抗菌药物临床应用中存在的突出问题，采取标本兼治的措施加以解决；完善抗菌药物临床应用管理有效措施和长效工作机制，促进抗菌药物临床合理应用能力和管理水平持续改进。

三、活动范围

全国各级各类医疗机构，重点是二级以上公立医院。

四、组织管理

卫生部负责制定全国抗菌药物临床应用专项整治活动方案，并组织实施，组织对全国抗菌药物临床应用专项整治活动开展情况进行督导检查。

各省级卫生行政部门负责制定本辖区抗菌药物临床应用专项整治活动工作方案，具体负责本辖区内抗菌药物临床应用专项整治活动的组织实施，督促本辖区医疗机构实现抗菌药物临床合理应用各项指标。

医疗机构负责落实卫生部和省级卫生行政部门制定的各项工作措施，实现抗菌药物临床合理应用各项指标。医疗机构负责人是抗菌药物临床合理应用的第一责任人。

五、重点内容

（一）明确抗菌药物临床应用管理责任制。医疗机构负责人是抗菌药物临床应用管理第一责任人，将抗菌药物临床应用管理作为医疗质量和医院管理的重要内容纳入工作安排；明确抗菌药物临床应用管理组织机构，层层落实责任制，建立、健全抗菌药物临床应用管理工作制度和监督管理机制。

卫生行政部门与医疗机构负责人、医疗机构负责人与临床科室负责人分别签订抗菌药物合理应用责任状，明确抗菌药物合理应用控制指标。卫生行政部门和医疗机构把抗菌药物合理应用情况作为院长、科室主任综合目标考核以及晋升、评先评优的重要指标。卫生部和省级卫生行政部门将抗菌药物临床应用情况纳入医院评审、评价和临床重点专科建设指标体系，提高指标权重。

（二）开展抗菌药物临床应用基本情况调查。医疗机构对院、科两级抗菌药物临床应用情况开展调查：抗菌药物品种、剂型、规格、使用量、金额，使用量排名前 10 位的抗菌药物品种，住院患者抗菌药物使用率、使用强度、Ⅰ类切口手术和介入治疗抗菌药物预防使用率，门诊抗菌药物处方比例。

（三）建立完善抗菌药物临床应用技术支撑体系。二级以上医院设置感染性疾病科和临床微生物室，配备感染专业医师、微生物检验专业技术人员和临床药师，在抗菌药物临床应用中发挥重要作用，为医师提供抗菌药物临床应用相关专业培训，对临床科室抗菌药物临床应用进行技术指导，参与抗菌药物临床应用管理工作。

（四）严格落实抗菌药物分级管理制度。医师经过抗菌药物临床应用培训并考核合格后，授予相应级别的抗菌药物处方权；医疗机构明确本机构抗菌药物分级目录，对不同管理级别的抗菌药物处方权进行严格限定，明确各级医师使用抗菌药物的处方权限；按照《抗菌药物临床应用指导原则》，有明确的限制使用抗菌药物和特殊使用抗菌药物临床应用程序，并能严格执行。

（五）加强抗菌药物购用管理。医疗机构对抗菌药物目录进行全面梳理，清退存在安全隐患、疗效不确定、耐药严重、性价比差和违规促销的抗菌药物品种；严格控制抗菌药物购用品规数量，三级医院抗菌药物品种原则上不超过 50 种，二级医院抗菌药物品种原则上不超过 35 种，同一通用名称注射剂型和口服剂型各不超过 2 种，处方组成类同的复方制剂 1～2 种；三代及四代头孢菌素（含复方制剂）类抗菌药物口服剂型不超过 5 个品规，注射剂型不超过 8 个品规，碳青霉烯类抗菌药物注射剂型不超过 3 个品规，氟喹诺酮类抗菌药物口服剂型和注射剂型各不超过 4 个品规，深部抗真菌类抗菌药物不超过 5 个品规。医疗机构抗菌药物采购目录（包括采购抗菌药物的品种、剂型和规格）要向核发其《医疗机构执业许可证》的卫生行政部门备案。

医疗机构确因临床工作需要，需采购的抗菌药物品种、规格超过上述规定，经备案的卫生行政部门审核同意后，向省级卫生行政部门提出申请，并详细说明理由。由省级卫生行政部门核准其申请抗菌药物的品种、规格的数量和种类。

因特殊感染患者治疗需求，医疗机构需使用本机构采购目录以外抗菌药物的，可以启动临时采购程序。临时采购由临床科室提出申请，说明申请购入抗菌药物名称、剂型、规格、数量、使用对象和使用理由，经本机构药事管理与药物治疗学委员会抗菌药物管理工作组讨论通过后，由药学部门临时一次性购入使用。同一通用名抗菌药物品种启动临时采购程序不得超过 5 次。如果超过 5 次，要讨论是否列入本机构抗菌药物采购目录。调整后的采购目录抗菌药物总品种数不得增加。

（六）抗菌药物使用率和使用强度控制在合理范围内。医疗机构住院患者抗菌药物使用率不超过 60%，门诊患者抗菌药物处方比例不超过 20%，抗菌药物使用强度力争控制在 40DDD 以下；Ⅰ类切口手术患者预防使用抗菌药物比例不超过 30%；住院患者外科手术预防使用抗菌药物时间控制在术前 30 分钟至 2 小时，Ⅰ类切口手术患者预防使用抗菌药物时间不超过 24 小时。

（七）定期开展抗菌药物临床应用监测与评估。医疗机构定期开展抗菌药物临床应用监测，有条件的医院利用信息化手段加强抗菌药物临床应用监测；分析本机构及临床各专业科室抗菌药物使用情况，评估抗菌药物使用适宜性；对抗菌药物使用趋势进行分析，出现使用量异常增长、使用量排名半年以上居于前列且频繁超适应证超剂量使用、企业违规销售以及频繁发生药物严重不良反应等情况，及时采取有效干预措施。

（八）加强临床微生物标本检测和细菌耐药监测。二级以上医院根据临床微生物标本检测结果合理选用抗菌药物，接受抗菌药物治疗住院患者微生物检验样本送检率不低于 30%；开展细菌耐药监测工作，定期发布细菌耐药信息，建立细菌耐药预警机制，针对不同的细菌耐药水平采取相应应对措施；医疗机构按照要求向全国抗菌药物临床应用监测网报送抗菌药物临床应用相关数据信息，向全国细菌耐药监测网报送耐药菌分布和耐药情况等相关信息。

（九）严格医师和药师资质管理。医疗机构对执业医师和药师进行抗菌药物相关专业知识和规范化管理培训；经过培训并考核合格后，授予相应的抗菌药物处方权或调剂资格。

（十）落实抗菌药物处方点评制度。医疗机构组织感染、药学等相关专业技术人员对抗菌药物处方、医嘱实施专项点评。每个月组织对 25% 的具有抗菌药物处方权医师所开具的处方、医嘱进行点评，每名医师不少于 50 份处方、医嘱，重点抽查感染科、外科、呼吸科、重症医学科等临床科室以及Ⅰ类切口手术和介入治疗病例。

医疗机构根据点评结果，对合理使用抗菌药物前 10 名的医师，向全院公示；对不合理使用抗菌药物前 10 名的医师，在全院范围内进行通报。点评结果作为科室和医务人员绩效考核重要依据。

对出现抗菌药物超常处方 3 次以上且无正当理由的医师提

出警告，限制其特殊使用级和限制使用级抗菌药物处方权；限制处方权后，仍连续出现 2 次以上超常处方且无正当理由的，取消其抗菌药物处方权。

（十一）建立省级抗菌药物临床应用和细菌耐药监测网。省级卫生行政部门建立本辖区抗菌药物临床应用监测网和细菌耐药监测网，与全国抗菌药物临床应用监测网和细菌耐药监测网互联互通；定期公布本辖区抗菌药物临床应用情况和细菌耐药监测情况，督促和指导本辖区医疗机构合理应用抗菌药物。

（十二）建立抗菌药物临床应用情况通报和诫勉谈话制度。卫生部和省级卫生行政部门根据监测情况对医疗机构抗菌药物使用量、使用率和使用强度进行排序，对于未达到相关目标要求并存在严重问题的，召集医疗机构第一责任人诫勉谈话，并将有关结果予以通报。

（十三）严肃查处抗菌药物不合理使用情况。卫生行政部门按照《执业医师法》、《药品管理法》、《医疗机构管理条例》等法律法规，加大对抗菌药物不合理使用的查处力度。对于存在抗菌药物临床不合理应用问题的医师，卫生行政部门或医疗机构应当视情形依法依规予以警告、限期整改、暂停处方权、取消处方权、降级使用、吊销《医师执业证书》等处理；构成犯罪的，依法追究刑事责任。对于存在抗菌药物临床不合理应用问题的科室，医疗机构应当视情形给予警告、限期整改；问题严重的，撤销科室主任行政职务。对于存在抗菌药物临床不合理应用问题的医疗机构，卫生行政部门应当视情形给予警告、限期整改、通报批评处理；问题严重的，追究医疗机构负责人责任。

六、活动方式

（一）自查自纠。医疗机构根据卫生部和省级卫生行政部门工作安排，认真排查梳理抗菌药物临床应用中的问题，发现问题，及时整改，并将自查自纠工作贯穿始终。

（二）督导检查。

1．专项检查。省级卫生行政部门按照卫生部统一部署和统一要求，组织开展本辖区医疗机构抗菌药物临床应用专项检查。卫生部结合 2011 年"医疗质量万里行"和"三好一满意"活动组织对全国专项督导检查。

2．重点抽查。卫生部组织检查组对全国部分医疗机构进行重点抽查和飞行检查。

3. 卫生部、省级卫生行政部门和医疗机构按照相关规定，分别对抗菌药物临床应用中发现的严重问题予以处理。

（三）总结交流。2011 年 11 月底前，各省级卫生行政部门将本辖区抗菌药物临床应用专项整治活动总结报送卫生部。卫生部组织召开工作会议，通报督导检查情况，部署 2012 年抗菌药物临床应用专项整治活动。

七、工作要求

（一）提高认识，加强领导，明确责任。加强抗菌药物临床应用管理，促进临床合理使用抗菌药物，控制细菌耐药，是公立医院改革工作的重要内容之一，是实现为人民群众提供安全、有效、方便、价廉医疗卫生服务医改目标的重要措施。地方各级卫生行政部门和医疗机构要切实从维护人民群众利益角度出发，提高对此次活动重要性的认识，加强组织领导，精心组织，周密安排，层层落实责任制，采取有效措施保障活动的顺利开展。

（二）突出重点，集中治理，务求实效。各省级卫生行政部门根据本方案，制定本辖区工作方案，明确组织分工、活动安排、工作重点，指导医疗机构落实各项活动内容。地方各级卫生行政部门和医疗机构要结合本地区、本机构抗菌药物临床应用管理实际情况，认真剖析当前抗菌药物不合理应用的突出问题和重点环节，通过完善工作制度、健全工作机制、强化教育培训、加大治理力度等综合手段，集中治理，抓点带面，点面结合，逐层突破，确保活动取得实效。

（三）认真总结，查找不足，持续改进。加强抗菌药物临床应用管理，提高合理用药水平，保障医疗安全是一项长期的工作任务，需要不断完善管理制度和工作机制，改进工作方法。各省级卫生行政部门和医疗机构要在推进活动不断深入开展的同时，认真总结工作中的经验和不足，逐步建立、完善抗菌药物临床应用管理相关制度、指标体系和工作机制，将抗菌药物临床应用管理工作从阶段性活动逐步转入制度化、规范化的管理轨道，逐步形成长效工作机制，促进医疗机构抗菌药物临床应用能力和管理水平的持续改进。

附录四　2012年全国抗菌药物临床应用
专项整治活动方案

卫办医政发〔2012〕32号

为进一步巩固2011年全国抗菌药物临床应用专项整治活动成果,促进抗菌药物合理使用,有效控制细菌耐药,保证医疗质量和医疗安全,按照2012年全国卫生工作会议精神、2012年卫生工作要点,以及2012年"三好一满意"活动和"医疗质量万里行"活动要求,制定本方案。

一、指导思想

深入贯彻落实深化医药卫生体制改革工作要求,以科学发展观为指导,坚持"标本兼治、重在治本"的原则,按照"突出重点、集中治理、健全机制、持续改进"的工作思路,将抗菌药物临床应用专项整治活动作为"三好一满意"活动和"医疗质量万里行"活动的重要内容,统一部署、统一安排、统一组织、统一实施,围绕抗菌药物临床应用中的突出问题和关键环节进行集中治理,务求实效。完善抗菌药物临床应用管理长效工作机制,提高抗菌药物临床合理应用水平,保障患者合法权益和用药安全,为人民群众提供安全、有效、方便、价廉的医疗卫生服务。

二、活动目标

通过开展全国抗菌药物临床应用专项整治活动,巩固2011年全国抗菌药物临床应用专项整治活动成果,进一步加强抗菌药物临床应用管理,优化抗菌药物临床应用结构,提高抗菌药物临床合理应用水平,有效遏制细菌耐药;针对抗菌药物临床应用中存在的突出问题,采取标本兼治的措施加以解决;完善抗菌药物临床应用管理有效措施和长效工作机制,促进抗菌药物临床合理应用能力和管理水平持续提高。

三、活动范围

全国各级各类医疗机构,重点是二级以上公立医院。

四、组织管理

卫生部负责制定全国抗菌药物临床应用专项整治活动方案，并组织实施，组织对全国抗菌药物临床应用专项整治活动开展情况进行督导检查。

各省级卫生行政部门负责制定本辖区抗菌药物临床应用专项整治活动工作方案，具体负责本辖区内抗菌药物临床应用专项整治活动的组织实施，督促本辖区医疗机构实现抗菌药物临床合理应用各项指标。

医疗机构负责落实卫生部和省级卫生行政部门制定的各项工作措施，实现抗菌药物临床合理应用各项指标。

五、重点内容

（一）明确抗菌药物临床应用管理责任制。医疗机构主要负责人是抗菌药物临床应用管理第一责任人，将抗菌药物临床应用管理作为医疗质量和医院管理的重要内容纳入工作安排；明确抗菌药物临床应用管理组织机构，以及各相关部门在抗菌药物临床应用管理中的职责分工，层层落实责任制，建立、健全抗菌药物临床应用管理工作制度和监督管理机制。

卫生行政部门与医疗机构主要负责人、医疗机构主要负责人与临床科室负责人分别签订抗菌药物合理应用责任状，根据各临床科室不同专业特点，科学设定抗菌药物应用控制指标。卫生行政部门和医疗机构把抗菌药物合理应用情况作为院长、科室主任综合目标考核以及晋升、评先评优的重要指标。卫生部和省级卫生行政部门将抗菌药物临床应用情况纳入医院评审、评价和临床重点专科建设指标体系。

（二）开展抗菌药物临床应用基本情况调查。医疗机构对2011年度院、科两级抗菌药物临床应用情况开展调查：抗菌药物品种、剂型、规格、使用量、使用金额，使用量和使用金额分别排名前10位的抗菌药物品种，住院患者抗菌药物使用率、使用强度、Ⅰ类切口手术和介入诊疗抗菌药物预防使用率，特殊使用级抗菌药物使用率、使用强度，门诊抗菌药物处方比例、急诊抗菌药物处方比例。

（三）建立完善抗菌药物临床应用技术支撑体系。二级以上医院设置感染性疾病科，可根据需要设置临床微生物室，配备感染专业医师、微生物检验专业技术人员和临床药师，并在抗菌药物临床应用中发挥重要作用，为医师提供抗菌药物临床应用相关专业培训，对临床科室抗菌药物临床应用进行技术指导，参与抗菌药物临床应用管理工作。各省级卫生行政部门要加强对县级医院感染专业医师、微生物检验专业技术人员和临床药师的培训，不断提高相关人员专业技术水平。

（四）严格落实抗菌药物分级管理制度。医疗机构明确本机构抗菌药物分级管理目录，对不同管理级别的抗菌药物处方权进行严格限定，明确各级医师使用抗菌药物的处方权限；采取有效措施，保证分级管理制度的落实，杜绝医师违规越级处方的现象。按照《抗菌药物临床应用指导原则》和《卫生部办公厅关于抗菌药物临床应用管理有关问题的通知》（卫办医政发〔2008〕38号），制定特殊使用级抗菌药物临床应用管理流程，并严格执行。特殊使用级抗菌药物不得在门诊使用。

（五）建立抗菌药物遴选和定期评估制度，加强抗菌药物购用管理。医疗机构对抗菌药物供应目录进行动态管理，清退存在安全隐患、疗效不确定、耐药严重、性价比差和违规使用的抗菌药物品种或品规。清退或者更换的抗菌药物品种或品规原则上12个月内不得重新进入抗菌药物供应目录。

严格控制抗菌药物购用品种、品规数量，保障抗菌药物购用品种、品规结构合理。三级综合医院抗菌药物品种原则上不超过50种，二级综合医院抗菌药物品种原则上不超过35种；口腔医院抗菌药物品种原则上不超过35种，肿瘤医院抗菌药物品种原则上不超过35种，儿童医院抗菌药物品种原则上不超过50种，精神病医院抗菌药物品种原则上不超过10种，妇产医院（含妇幼保健院）抗菌药物品种原则上不超过40种。同一通用名称注射剂型和口服剂型各不超过2种，具有相似或者相同药理学特征的抗菌药物不得重复采购。头霉素类抗菌药物不超过2个品规；三代及四代头孢菌素（含复方制剂）类抗菌药物口服剂型不超过5个品规，注射剂型不超过8个品规；碳青霉烯类抗菌药物注射剂型不超过3个品规；氟喹诺酮类抗菌药物口服剂型和注射剂型各不超过4个品规；深部抗真菌类抗菌药物不超过5个品种。医疗机构抗菌药物采购目录（包括采购抗菌药物的品种、品规）要向核发其《医疗机构执业许可证》的卫生行政部门备案。

医疗机构确因临床工作需要，采购的抗菌药物品种和品规数量超过上述规定，经核发其《医疗机构执业许可证》的卫生行政部门审核同意后,向省级卫生行政部门提出申请,并详细说明理由。由省级卫生行政部门核准其申请抗菌药物的品种和品规的数量和种类。

因特殊治疗需要,医疗机构需使用本机构抗菌药物供应目录以外抗菌药物的,可以启动临时采购程序。临时采购由临床科室提出申请,说明申请购入抗菌药物名称、剂型、规格、数量、使用对象和使用理由,经本机构药事管理与药物治疗学委员会抗菌药物管理工作组审核同意后,由药学部门临时一次性购入使用。同一通用名抗菌药物品种启动临时采购程序原则上每年不得超过 5 例次。如果超过 5 例次,要讨论是否列入本机构抗菌药物供应目录。调整后的抗菌药物供应目录总品种数不得增加。

(六)加大抗菌药物临床应用相关指标控制力度。

综合医院住院患者抗菌药物使用率不超过 60%,门诊患者抗菌药物处方比例不超过 20%,急诊患者抗菌药物处方比例不超过 40%,抗菌药物使用强度力争控制在每百人天 40DDDs 以下。

口腔医院住院患者抗菌药物使用率不超过 70%,门诊患者抗菌药物处方比例不超过 20%,急诊患者抗菌药物处方比例不超过 50%,抗菌药物使用强度力争控制在每百人天 40DDDs 以下。

肿瘤医院住院患者抗菌药物使用率不超过 40%,门诊患者抗菌药物处方比例不超过 10%,急诊患者抗菌药物处方比例不超过 10%,抗菌药物使用强度力争控制在每百人天 30DDDs 以下。

儿童医院住院患者抗菌药物使用率不超过 60%,门诊患者抗菌药物处方比例不超过 25%,急诊患者抗菌药物处方比例不超过 50%,抗菌药物使用强度力争控制在每百人天 20DDDs 以下(按成人规定日剂量标准计算)。

精神病医院住院患者抗菌药物使用率不超过 5%,门诊患者抗菌药物处方比例不超过 5%,急诊患者抗菌药物处方比例不超过 10%,抗菌药物使用强度力争控制在每百人天 5DDDs 以下。

妇产医院(含妇幼保健院)住院患者抗菌药物使用率不超过 60%,门诊患者抗菌药物处方比例不超过 20%,急诊患者抗菌药物处方比例不超过 20%,抗菌药物使用强度力争控制在每

百人天 **40DDDs** 以下。

住院患者手术预防使用抗菌药物时间控制在术前 30 分钟至 2 小时(剖宫产手术除外),抗菌药物品种选择和使用疗程合理。Ⅰ类切口手术患者预防使用抗菌药物比例不超过 30%,其中,腹股沟疝修补术(包括补片修补术)、甲状腺疾病手术、乳腺疾病手术、关节镜检查手术、颈动脉内膜剥脱手术、颅骨肿物切除手术和经血管途径介入诊断手术患者原则上不预防使用抗菌药物;Ⅰ类切口手术患者预防使用抗菌药物时间不超过 24 小时。

(七)定期开展抗菌药物临床应用监测与评估。医疗机构定期开展抗菌药物临床应用监测,有条件的医院利用信息化手段加强抗菌药物临床应用监测;分析本机构及临床各专业科室抗菌药物使用情况,评估抗菌药物使用适宜性;对抗菌药物使用趋势进行分析,出现使用量异常增长、使用量排名半年以上居于前列且频繁超适应证超剂量使用、企业违规销售以及频繁发生药物严重不良事件等情况,及时调查并采取有效干预措施。

(八)加强临床微生物标本检测和细菌耐药监测。医疗机构要根据临床微生物标本检测结果合理选用抗菌药物,接受限制使用级抗菌药物治疗的住院患者抗菌药物使用前微生物检验样本送检率不低于 50%;接受特殊使用级抗菌药物治疗的住院患者抗菌药物使用前微生物送检率不低于 80%。开展细菌耐药监测工作,定期发布细菌耐药信息,建立细菌耐药预警机制,针对不同的细菌耐药水平采取相应应对措施;医疗机构按照要求向全国抗菌药物临床应用监测网报送抗菌药物临床应用相关数据信息,向全国细菌耐药监测网报送耐药菌分布和耐药情况等相关信息。

(九)严格医师抗菌药物处方权限和药师抗菌药物调剂资格管理。二级以上医院对医师和药师开展抗菌药物临床应用知识和规范化管理培训、考核工作,医师经培训并考核合格后,授予相应级别的抗菌药物处方权;药师经培训并考核合格后,授予抗菌药物调剂资格。

(十)落实抗菌药物处方点评制度。医疗机构组织感染、药学等相关专业技术人员对抗菌药物处方、医嘱实施专项点评。充分运用信息化手段,每个月组织对 25% 的具有抗菌药物处方权医师所开具的处方、医嘱进行点评,每名医师不少于 50 份处方、医嘱，重点抽查感染科、外科、呼吸科、重症医学科等临床科室以及Ⅰ类切口手术和介入诊疗病例。

医疗机构根据点评结果，对合理使用抗菌药物前10名的医师，向全院公示；对不合理使用抗菌药物前10名的医师，在全院范围内进行通报。点评结果作为科室和医务人员绩效考核重要依据。

对出现抗菌药物超常处方3次以上且无正当理由的医师提出警告，限制其特殊使用级和限制使用级抗菌药物处方权；限制处方权后，仍出现超常处方且无正当理由的，取消其抗菌药物处方权。药师未按照规定审核抗菌药物处方与用药医嘱，造成严重后果的，或者发现处方不适宜、超常处方等情况未进行干预且无正当理由的，医疗机构应当取消其药物调剂资格。医师处方权和药师药物调剂资格取消后，在6个月内不得恢复。

（十一）建立完善省级抗菌药物临床应用和细菌耐药监测网。省级卫生行政部门建立本辖区抗菌药物临床应用监测网和细菌耐药监测网，与全国抗菌药物临床应用监测网和细菌耐药监测网互联互通；定期公布本辖区抗菌药物临床应用情况和细菌耐药监测情况，督促和指导本辖区医疗机构合理应用抗菌药物。各省级抗菌药物临床应用监测网和细菌耐药监测网应当在2012年6月1日前正式运行，2012年12月底向卫生部提交2012年度监测报告。

（十二）充分利用信息化手段加强抗菌药物临床应用管理。医疗机构要加大信息化建设力度，积极运用信息化手段促进抗菌药物临床合理应用。包括利用电子处方（医嘱）系统实现医师抗菌药物处方权限和药师抗菌药物处方调剂资格管理、控制抗菌药物使用的品种、时机和疗程等；开发利用电子处方点评系统加大抗菌药物处方点评工作力度，扩大处方点评范围和点评数量；开发相应统计功能软件实现抗菌药物临床应用动态监测、评估和预警。

（十三）建立抗菌药物临床应用情况通报和诫勉谈话制度。医疗机构要定期对临床科室和医务人员抗菌药物临床应用情况进行汇总，并向核发其《医疗机构执业许可证》的卫生行政部门报告。对非限制使用级抗菌药物临床应用情况，每年报告一次；对限制使用级和特殊使用级抗菌药物临床应用情况，半年报告一次。卫生部和省级卫生行政部门根据监测和医疗机构上报情况对医疗机构抗菌药物使用量、使用率和使用强度进行排序,对于未达到相关目标要求并存在严重问题的,召集医疗机构第一责任人进行诫勉谈话,并将有关结果在一定范围内予以通报。

（十四）完善抗菌药物管理奖惩制度,严肃查处抗菌药物不合理使用情况。卫生行政部门按照《中华人民共和国药品管理法》、《中华人民共和国执业医师法》和《医疗机构管理条例》等法律法规,将抗菌药物临床应用合理性评估结果作为医师职称晋升、评先评优、定期考核、收入分配、绩效考核等工作的重要内容,加大对于抗菌药物不合理使用责任人的处理和惩罚力度,加大对合理使用抗菌药物行为的奖励力度,引导医务人员摒弃不合理用药行为,逐步树立良好的执业风气和合理用药氛围。

对于存在抗菌药物临床不合理应用问题的医师,卫生行政部门或医疗机构应当视情形依法依规予以警告、限期整改、暂停处方权、取消处方权、降级使用、暂停执业、吊销《医师执业证书》等处理;构成犯罪的,依法追究刑事责任。对于存在抗菌药物临床不合理应用问题的科室,医疗机构应当视情形给予警告、限期整改;问题严重的,撤销科室主任行政职务。对于存在抗菌药物临床不合理应用问题的医疗机构,卫生行政部门应当视情形给予警告、限期整改、通报批评处理;问题严重的,追究医疗机构负责人责任。

六、活动方式

（一）自查自纠。医疗机构根据卫生部和省级卫生行政部门工作安排,认真排查梳理抗菌药物临床应用中的问题,发现问题,及时整改,并将自查自纠工作贯穿始终。

（二）督导检查。

1. 专项检查。省级卫生行政部门按照卫生部统一部署和统一要求,组织开展本辖区医疗机构抗菌药物临床应用专项检查。卫生部结合2012年"三好一满意"和"医疗质量万里行"活动组织对全国进行督导检查。

2. 重点抽查。卫生部组织检查组对全国部分省（区、市）和医疗机构进行重点抽查。

3. 严肃处理。卫生部、省级卫生行政部门和医疗机构按照相关规定,分别对抗菌药物临床应用中发现的严重问题予以处理。

（三）总结交流。2012年11月底前，各省级卫生行政部门将本辖区抗菌药物临床应用专项整治活动总结报送卫生部。我部将组织召开全国会议，通报督导检查情况，部署下一步抗菌药物临床应用专项整治工作。

七、工作要求

（一）提高认识，加强领导，明确责任。加强抗菌药物临床应用管理，促进临床合理使用抗菌药物，控制细菌耐药，是公立医院改革工作的重要内容之一，是实现为人民群众提供安全、有效、方便、价廉医疗卫生服务的重要措施。地方各级卫生行政部门和医疗机构要切实从维护人民群众利益出发，进一步统一思想，增强使命感、紧迫感和责任感，充分认识抗菌药物临床应用专项整治活动对于推进公立医院改革、保障人民群众健康权益的重要意义，加强领导，细化措施，精心设计，周密安排，层层落实责任制，做到机构落实、人员落实、工作落实，保障活动的顺利开展。

（二）突出重点，集中治理，务求实效。各省级卫生行政部门根据本方案，制定本辖区工作方案，明确组织分工、活动安排、工作重点，指导医疗机构落实各项活动内容。地方各级卫生行政部门和医疗机构要结合本地区、本机构抗菌药物临床应用管理实际情况，认真剖析当前抗菌药物不合理应用的突出问题和重点环节，通过完善工作制度、健全工作机制、强化教育培训、加大治理力度等综合手段，集中治理，抓点带面，点面结合，逐层突破，确保活动取得实效。

（三）认真总结，巩固成果，持续改进。加强抗菌药物临床应用管理，提高合理用药水平，保障医疗安全是一项长期的工作任务，需要不断完善管理制度和工作机制，改进工作方法。各省级卫生行政部门和医疗机构要在2011年专项整治活动的基础上，认真总结工作中的经验和不足，逐步建立、完善抗菌药物临床应用管理相关制度、指标体系和长效工作机制，采取有效措施，巩固活动成果，坚决避免出现"反弹"现象。努力将抗菌药物临床应用管理工作从阶段性活动逐步转入制度化、规范化的管理轨道，促进医疗机构抗菌药物临床应用能力和管理水平的持续改进。

附录五　2013年全国抗菌药物临床应用
专项整治活动方案

卫办医政发〔2013〕37号

为进一步巩固前两年全国抗菌药物临床应用专项整治活动成果，促进抗菌药物合理使用，有效控制细菌耐药，保证医疗质量和医疗安全，按照2013年全国卫生工作会议精神、2013年卫生工作要点和《抗菌药物临床应用管理办法》，制定本方案。

一、活动目标

通过开展全国抗菌药物临床应用专项整治活动，巩固前两年全国抗菌药物临床应用专项整治活动成果，进一步加强抗菌药物临床应用管理，优化抗菌药物临床应用结构，提高抗菌药物临床合理应用水平，有效遏制细菌耐药；针对抗菌药物临床应用中存在的突出问题，采取标本兼治的措施加以解决；完善抗菌药物临床应用管理有效措施和长效工作机制，促进抗菌药物临床合理应用能力和管理水平持续提高。

二、活动范围

全国各级各类医疗机构，重点是二级以上公立医院。

三、组织管理

国家卫生和计划生育委员会负责制定全国抗菌药物临床应用专项整治活动方案，并组织实施，组织对全国抗菌药物临床应用专项整治活动开展情况进行督导检查。

各省级卫生行政部门（卫生和计划生育委员会）负责制定本辖区抗菌药物临床应用专项整治活动工作方案，具体负责本辖区内抗菌药物临床应用专项整治活动的组织实施，督促本辖区医疗机构实现抗菌药物临床合理应用各项指标。

各医疗机构负责落实国家和省制定的各项工作措施，实现抗菌药物临床合理应用各项指标，建立健全抗菌药物临床应用管理长效工作机制。

四、重点内容

（一）明确抗菌药物临床应用管理责任制。医疗机构主要负责人是抗菌药物临床应用管理第一责任人，将抗菌药物临床应用管理作为医疗质量和医院管理的重要内容纳入工作安排；明确抗菌药物临床应用管理组织机构，以及各相关部门在抗菌药物临床应用管理中的职责分工，层层落实责任制，建立、健全抗菌药物临床应用管理工作制度和监督管理机制。

卫生行政部门与医疗机构主要负责人、医疗机构主要负责人与临床科室负责人分别签订抗菌药物合理应用责任状，根据各临床科室不同专业特点，按照国家有关规范、指南，科学设定抗菌药物应用控制指标。各临床科室要根据自身学科特点，制定本科室常见疾病抗菌药物临床应用规范。卫生行政部门和医疗机构把抗菌药物合理应用情况作为院长、科室主任综合目标考核以及晋升、评先评优的重要指标。国家卫生计生委和省级卫生行政部门将抗菌药物临床应用情况纳入医院评审、评价和临床重点专科建设指标体系。

（二）开展抗菌药物临床应用基本情况调查。医疗机构对2012年度院、科两级以下抗菌药物临床应用情况进行统计：抗菌药物品种、剂型、规格、使用量、使用金额，使用量和使用金额分别排名前10位的抗菌药物品种，住院患者抗菌药物使用率、使用强度、Ⅰ类切口手术和介入诊疗抗菌药物预防使用率，特殊使用级抗菌药物使用率、使用强度，门诊抗菌药物处方比例、急诊抗菌药物处方比例。

（三）建立完善抗菌药物临床应用技术支撑体系。二级以上医院设置感染性疾病科，可根据需要设置临床微生物室，配备感染专业医师、微生物检验专业技术人员和临床药师，并在抗菌药物临床应用中发挥重要作用，为医师提供抗菌药物临床应用相关专业培训，对临床科室抗菌药物临床应用进行技术指导，参与抗菌药物临床应用管理工作。各省级卫生行政部门要加强对感染专业医师、微生物检验专业技术人员和临床药师的培训，尤其是县级医院相关人员培训，不断提高相关人员专业技术水平。

（四）严格落实抗菌药物分级管理制度。医疗机构要根据本省（区、市）抗菌药物分级管理目录，明确本机构抗菌药物分级管理目录，对不同管理级别的抗菌药物处方权进行严格限定，明确各级医师使用抗菌药物的处方权限；采取有效措施，保证分级管理制度的落实，杜绝医师违规越级处方的现象。按照《抗菌药物临床应用管理办法》、《抗菌药物临床应用指导原则》和《卫生部办公厅关于抗菌药物临床应用管理有关问题的通知》(卫办医政发〔2009〕38号)，制定特殊使用级抗菌药物临床应用管理流程，并严格执行。特殊使用级抗菌药物不得在门诊使用。

（五）建立抗菌药物遴选和定期评估制度，加强抗菌药物购用管理。医疗机构对抗菌药物供应目录进行动态管理，清退存在安全隐患、疗效不确定、耐药严重、性价比差和违规使用的抗菌药物品种或品规。清退或者更换的抗菌药物品种或品规原则上12个月内不得重新进入抗菌药物供应目录。

严格控制抗菌药物购用品种、品规数量，保障抗菌药物购用品种、品规结构合理。三级综合医院抗菌药物品种原则上不超过50种，二级综合医院抗菌药物品种原则上不超过35种；口腔医院抗菌药物品种原则上不超过35种，肿瘤医院抗菌药物品种原则上不超过35种，儿童医院抗菌药物品种原则上不超过50种，精神病医院抗菌药物品种原则上不超过10种，妇产医院（含妇幼保健院）抗菌药物品种原则上不超过40种。同一通用名称注射剂型和口服剂型各不超过2种，具有相似或者相同药理学特征的抗菌药物不得重复采购。头霉素类抗菌药物不超过2个品规；三代及四代头孢菌素（含复方制剂）类抗菌药物口服剂型不超过5个品规，注射剂型不超过8个品规；碳青霉烯类抗菌药物注射剂型不超过3个品规；氟喹诺酮类抗菌药物口服剂型和注射剂型各不超过4个品规；深部抗真菌类抗菌药物不超过5个品种。医疗机构抗菌药物采购目录（包括采购抗菌药物的品种、品规）要向核发其《医疗机构执业许可证》的卫生行政部门备案。

医疗机构确因临床工作需要，采购的抗菌药物品种和品规数量超过上述规定，经核发其《医疗机构执业许可证》的卫生行政部门审核同意后，向省级卫生行政部门（卫生计生委）提出申请，并详细说明理由。由省级卫生行政部门核准其申请抗菌药物的品种和品规的数量和种类。

因特殊治疗需要，医疗机构需使用本机构抗菌药物供应目录以外抗菌药物的，可以启动临时采购程序。临时采购由临床科室提出申请，说明申请购入抗菌药物名称、剂型、规格、数量、使用对象和使用理由,经本机构药事管理与药物治疗学委员会抗菌药物管理工作组审核同意后,由药学部门临时一次性购入使用。同一通用名抗菌药物品种启动临时采购程序原则上每年不得超过 5 例次。如果超过 5 例次,要讨论是否列入本机构抗菌药物供应目录。调整后的抗菌药物供应目录总品种数不得增加。

医疗机构要按照《抗菌药物临床应用管理办法》规定,每半年将抗菌药物临时采购情况向核发其《医疗机构执业许可证》的卫生行政部门备案。卫生行政部门要定期组织对辖区内医疗机构抗菌药物临时采购报备情况进行合理性审核。

(六)加大抗菌药物临床应用相关指标控制力度。综合医院住院患者抗菌药物使用率不超过 60%,门诊患者抗菌药物处方比例不超过 20%,急诊患者抗菌药物处方比例不超过 40%,抗菌药物使用强度力争控制在每百人天 40DDDs 以下。

口腔医院住院患者抗菌药物使用率不超过 70%,门诊患者抗菌药物处方比例不超过 20%,急诊患者抗菌药物处方比例不超过 50%,抗菌药物使用强度力争控制在每百人天 40DDDs 以下。

肿瘤医院住院患者抗菌药物使用率不超过 40%,门诊患者抗菌药物处方比例不超过 10%,急诊患者抗菌药物处方比例不超过 10%,抗菌药物使用强度力争控制在每百人天 30DDDs 以下。

儿童医院住院患者抗菌药物使用率不超过 60%,门诊患者抗菌药物处方比例不超过 25%,急诊患者抗菌药物处方比例不超过 50%,抗菌药物使用强度力争控制在每百人天 20DDDs 以下(按成人规定日剂量标准计算)。

精神病医院住院患者抗菌药物使用率不超过 5%,门诊患者抗菌药物处方比例不超过 5%,急诊患者抗菌药物处方比例不超过 10%,抗菌药物使用强度力争控制在每百人天 5DDDs 以下。

妇产医院(含妇幼保健院)住院患者抗菌药物使用率不超过 60%,门诊患者抗菌药物处方比例不超过 20%,急诊患者抗菌药物处方比例不超过 20%,抗菌药物使用强度力争控制在每百人天 40DDDs 以下。

住院患者手术预防使用抗菌药物时间控制在术前 30 分钟至 2 小时(剖宫产手术除外),抗菌药物品种选择和使用疗程合理。Ⅰ类切口手术患者预防使用抗菌药物比例不超过 30%,原则上不联合预防使用抗菌药物。其中,腹股沟疝修补术(包括补片修补术)、甲状腺疾病手术、乳腺疾病手术、关节镜检查手术、颈动脉内膜剥脱手术、颅骨肿物切除手术和经血管途径介入诊断手术患者原则上不预防使用抗菌药物；Ⅰ类切口手术患者预防使用抗菌药物时间原则上不超过24小时。

（七）定期开展抗菌药物临床应用监测与评估。医疗机构定期开展抗菌药物临床应用监测，有条件的医院利用信息化手段加强抗菌药物临床应用监测；分析本机构及临床各专业科室抗菌药物使用情况，评估抗菌药物使用适宜性；对抗菌药物使用趋势进行分析，出现使用量异常增长、使用量排名半年以上居于前列且频繁不合理使用、企业违规销售以及频繁发生药物严重不良事件等情况，及时调查并采取有效干预措施。

（八）加强临床微生物标本检测和细菌耐药监测。医疗机构要采取综合措施，努力提高微生物标本质量，提高血液及其他无菌部位标本送检比例，保障检测结果的准确性。根据临床微生物标本检测结果合理选用抗菌药物，接受抗菌药物治疗的住院患者抗菌药物使用前微生物检验样本送检率不低于30%；接受限制使用级抗菌药物治疗的住院患者抗菌药物使用前微生物检验样本送检率不低于50%；接受特殊使用级抗菌药物治疗的住院患者抗菌药物使用前微生物送检率不低于80%。开展细菌耐药监测工作，定期发布细菌耐药信息，建立细菌耐药预警机制，针对不同的细菌耐药水平采取相应应对措施；医疗机构按照要求向全国抗菌药物临床应用监测网报送抗菌药物临床应用相关数据信息，向全国细菌耐药监测网报送耐药菌分布和耐药情况等相关信息。

（九）严格医师抗菌药物处方权限和药师抗菌药物调剂资格管理。二级以上医院要按年度对医师和药师开展抗菌药物临床应用知识和规范化管理培训、考核工作，医师经培训并考核合格后，授予相应级别的抗菌药物处方权；药师经培训并考核合格后，授予抗菌药物调剂资格。

（十）落实抗菌药物处方点评制度。医疗机构组织感染、药学、微生物等相关专业技术人员对抗菌药物处方、医嘱实施专项点评。充分运用信息化手段，每个月组织对25%的具有抗菌药物处方权医师所开具的处方、医嘱进行点评，每名医师不少于50份处方、医嘱，重点抽查感染科、外科、呼吸科、重症医学科等临床科室以及Ⅰ类切口手术和介入诊疗病例。

医疗机构根据点评结果，对合理使用抗菌药物前10名的医师，向全院公示；对不合理使用抗菌药物前10名的医师，在全院范围内进行通报。点评结果作为科室和医务人员绩效考核重要依据。医疗机构对点评中发现的问题，要进行跟踪管理和干预，实现持续改进。

对出现抗菌药物超常处方 3 次以上且无正当理由的医师提出警告，限制其特殊使用级和限制使用级抗菌药物处方权；限制处方权后，仍出现超常处方且无正当理由的，取消其抗菌药物处方权。药师未按照规定审核抗菌药物处方与用药医嘱，造成严重后果的，或者发现处方不适宜、超常处方等情况未进行干预且无正当理由的，医疗机构应当取消其药物调剂资格。医师处方权和药师药物调剂资格取消后，在 6 个月内不得恢复。

（十一）建立完善省级抗菌药物临床应用和细菌耐药监测网。省级卫生行政部门（卫生计生委）进一步完善本辖区抗菌药物临床应用监测网和细菌耐药监测网，与全国抗菌药物临床应用监测网和细菌耐药监测网互联互通。努力提高监测的质量和效率，保障数据收集的准确性和及时性，注重数据的统计和分析，加大公布、反馈和干预力度；定期公布本辖区抗菌药物临床应用情况和细菌耐药监测情况，督促和指导本辖区医疗机构合理应用抗菌药物。

（十二）充分利用信息化手段加强抗菌药物临床应用管理。医疗机构要加大信息化建设力度，积极运用信息化手段促进抗菌药物临床合理应用。包括利用电子处方（医嘱）系统实现医师抗菌药物处方权限和药师抗菌药物处方调剂资格管理、控制抗菌药物使用的品种、时机和疗程等，实现抗菌药物临床应用全过程控制；开发利用电子处方点评系统加大抗菌药物处方点评工作力度，扩大处方点评范围和点评数量；开发相应统计功能软件实现抗菌药物临床应用动态监测、评估和预警。

（十三）建立抗菌药物临床应用情况通报和诫勉谈话制度。医疗机构要定期对临床科室和医务人员抗菌药物临床应用情况进行汇总，并向核发其《医疗机构执业许可证》的卫生行政部门报告。对非限制使用级抗菌药物临床应用情况，每年报告一次；对限制使用级和特殊使用级抗菌药物临床应用情况，半年报告一次。国家（卫生计生委）和省级卫生行政部门（卫生计生委）根据监测和医疗机构上报情况对医疗机构抗菌药物使用量、使用率和使用强度进行排序，对于未达到相关目标要求并存在严重问题的，召集医疗机构第一责任人进行诫勉谈话，并将有关结果在一定范围内予以通报。

（十四）完善抗菌药物管理奖惩制度，严肃查处抗菌药物不合理使用情况。卫生行政部门按照《中华人民共和国药品管理法》、《中华人民共和国执业医师法》和《医疗机构管理条例》等法律法规,将抗菌药物临床应用合理性评估结果作为医师职称晋升、评先评优、定期考核、收入分配、绩效考核等工作的重要内容,加大对于抗菌药物不合理使用责任人的处理和惩罚力度,加大对合理使用抗菌药物行为的奖励力度,引导医务人员摒弃不合理用药行为,逐步树立良好的执业风气和合理用药氛围。

对于存在抗菌药物临床不合理应用问题的医师,卫生行政部门或医疗机构应当视情形依法依规予以警告、限期整改、暂停处方权、取消处方权、降级使用、暂停执业、吊销《医师执业证书》等处理;构成犯罪的,依法追究刑事责任。对于存在抗菌药物临床不合理应用问题的科室,医疗机构应当视情形给予警告、限期整改;问题严重的,撤销科室主任行政职务。对于存在抗菌药物临床不合理应用问题的医疗机构,卫生行政部门应当视情形给予警告、限期整改、通报批评处理;问题严重的,追究医疗机构负责人责任。

(十五)加大总结宣传力度,营造抗菌药物合理使用氛围。医疗机构要将本单位抗菌药物临床应用专项整治活动两年多来的成效进行总结,并通过各种媒介向社会广泛宣传。要充分利用宣传栏、医患沟通会、网站信息等多种形式,加大对群众合理使用抗菌药物知识的宣教力度,提高群众合理用药意识。营造良好的抗菌药物临床合理使用氛围。

五、活动方式

(一)自查自纠。医疗机构根据国家和省工作安排,认真排查梳理抗菌药物临床应用中的问题,发现问题,及时整改,并将自查自纠工作贯穿始终。

(二)督导检查。

1.专项检查。省级卫生行政部门(卫生计生委)按照国家卫生计生委统一部署和统一要求,组织开展本辖区医疗机构抗菌药物临床应用专项检查,并将检查结果及时报国家卫生计生委。

2.重点抽查。国家卫生计生委组织检查组对全国部分省(区、市)和医疗机构进行重点抽查。

3.严肃处理。国家卫生计生委、省级卫生行政部门(卫生计生委)和医疗机构按照相关规定,分别对抗菌药物临床应用中发现的严重问题予以处理。

（三）总结交流。2013 年 12 月底前，各省级卫生行政部门（卫生计生委）将本辖区 2011～2013 年抗菌药物临床应用专项整治活动总结报送国家卫生计生委。国家卫生计生委将适时组织召开全国会议，总结 3 年活动情况，对活动中优秀单位进行表扬。

六、工作要求

（一）提高认识，加强领导，明确责任。加强抗菌药物临床应用管理，促进临床合理使用抗菌药物，控制细菌耐药，是公立医院改革工作的重要内容之一，是实现为人民群众提供安全、有效、方便、价廉医疗卫生服务的重要措施。地方各级卫生行政部门和医疗机构要切实从维护人民群众利益出发，进一步统一思想，增强使命感、紧迫感和责任感，充分认识抗菌药物临床应用专项整治活动对于推进公立医院改革、保障人民群众健康权益的重要意义，加强领导，细化措施，精心设计，周密安排，层层落实责任制，做到机构落实、人员落实、工作落实，保障活动的顺利开展。

（二）突出重点，强化措施，务求实效。各省级卫生行政部门（卫生计生委）根据本方案，制定本辖区工作方案，明确组织分工、活动安排、工作重点，指导医疗机构落实各项活动内容。地方各级卫生行政部门和医疗机构要结合本地区、本机构抗菌药物临床应用管理实际和两年来活动情况，认真剖析当前抗菌药物不合理应用的突出问题和重点环节，通过完善工作制度、健全工作机制、强化教育培训、加大治理力度等综合手段，集中治理，抓点带面，点面结合，逐层突破，确保活动取得实效。

（三）认真总结，巩固成果，持续改进。加强抗菌药物临床应用管理，提高合理用药水平，保障医疗安全是一项长期的工作任务，需要不断完善管理制度和工作机制，改进工作方法。2013 年是 3 年活动的最后一年，也是全面总结，研究建立长效工作机制的关键一年。各省级卫生行政部门（卫生计生委）和医疗机构要在 3 年专项整治活动的基础上，认真总结工作中的经验和不足，逐步建立、完善抗菌药物临床应用管理相关制度、指标体系和长效工作机制，采取有效措施，巩固活动成果，坚决避免出现"反弹"现象。将活动重点转移到监督医疗机构落实《抗菌药物临床应用管理办法》，将抗菌药物临床应用管理工作从阶段性活动逐步转入制度化、规范化的管理轨道，促进医疗机构抗菌药物临床应用能力和管理水平的持续改进。

附录六　国家卫生计生委办公厅关于做好2014年抗菌药物临床应用管理工作的通知

国卫办医函〔2014〕300号

各省、自治区、直辖市卫生计生委（卫生厅局），新疆生产建设兵团卫生局：

为做好2014年抗菌药物临床应用管理工作，根据2014年全国卫生计生工作会议精神和《抗菌药物临床应用管理办法》，现提出如下工作要求：

一、持续巩固加强抗菌药物临床应用管理工作

（一）继续落实2013年抗菌药物管理各项要求。2014年继续落实《2013年全国抗菌药物临床应用专项整治活动方案》中确定的各项指标和要求，包括抗菌药物品种数、使用率，住院患者手术预防使用抗菌药物要求等。要杜绝松懈思想，保持工作力度不减，促进医疗机构抗菌药物临床应用能力和管理水平的持续改进。

（二）加大门诊、急诊抗菌药物静脉使用管理力度。要组织开展门诊、急诊抗菌药物静脉使用情况的监测。根据监测结果，采取针对性措施，降低门诊、急诊抗菌药物静脉使用比例及使用量。

（三）不断提高抗菌药物临床应用管理水平。各医疗机构要加大《抗菌药物临床应用管理办法》及相关文件的落实力度。通过建立临床科室与感染、微生物检验、临床药学等多学科合作机制；结合专业特点、常见病种等因素，合理设定各个临床科室的抗菌药物应用管理指标；加强本单位细菌耐药情况监测以指导临床等方式，不断提高抗菌药物临床应用管理水平。

二、注重提高二级医院和基层医疗机构抗菌药物临床应用水平

各省级卫生计生行政部门要在巩固三级医院抗菌药物临床应用专项整治成果的基础上，着力加强二级医院、基层医疗机构和民办医疗机构抗菌药物临床应用管理工作。

（一）建立健全抗菌药物临床应用管理制度。二级医院、基层医疗机构和民办医疗机构要建立、健全抗菌药物临床应用

管理工作制度和监督管理机制,明确医疗机构主要负责人是第一责任人,确定组织机构和职责分工,层层落实责任制。要严格落实抗菌药物分级管理、抗菌药物遴选和定期评估、抗菌药物处方点评、抗菌药物临床应用情况通报和诫勉谈话等相关制度,并在工作过程中逐步完善。

(二)提高医务人员合理应用抗菌药物能力。通过开展人员培训、利用城乡医院对口支援等方式,提高二级医院、基层医疗机构和民办医疗机构的感染性疾病诊疗能力和正确使用抗菌药物的能力,包括抗菌药物的选择、给药途径、用药时机及用药疗程等。

(三)增强医务人员和患者合理用药意识。加大合理使用抗菌药物知识的宣教力度,广泛宣传合理用药的重要意义。可以编写抗菌药物合理应用知识手册、制作提醒标识,加强对医务人员的规范引导;同时,利用宣传栏、网站等平台,开展对社会公众的宣传教育。

(四)利用信息化手段加强抗菌药物临床应用监管。鼓励医疗机构加强信息化建设,利用信息系统开展抗菌药物临床应用过程控制,逐步实现动态监测、评估和预警。发现不合理使用情况,要及时实施干预,提升抗菌药物临床合理应用及管理水平。

各省级卫生计生行政部门要在《2013 年全国抗菌药物临床应用专项整治活动方案》基础上,进一步细化、明确二级医院、基层医疗机构和民办医疗机构的各项管理指标。

三、加强评价确保取得实效

各级卫生计生行政部门要逐步将管理要求落实到各级各类医疗机构,并切实取得实效。要采取督导检查、数据监测、暗访等方式,对各医疗机构抗菌药物临床应用情况进行评价,并将结果在一定范围内以适当形式通报,接受行业或社会的监督。我委将继续组织二级以上医院报送抗菌药物临床应用管理有关数据,并根据数据上报情况和各地督导检查情况进行抽查复核。

联系人:医政医管局　赵靖、王曼莉

电　话:010-68792826、68792733

国家卫生计生委办公厅

2014 年 4 月 14 日

附录七　关于进一步加强抗菌药物临床应用管理工作的通知

国卫办医发〔2015〕42号

各省、自治区、直辖市卫生计生委、中医药管理局，新疆生产建设兵团卫生局：

为落实深化医药卫生体制改革和"进一步改善医疗服务行动计划"有关要求，规范抗菌药物临床应用，保障医疗质量与安全，现就进一步加强抗菌药物临床应用管理工作提出以下要求：

一、严格落实抗菌药物临床应用管理有关法规要求

各地要严格落实《医疗机构管理条例》、《处方管理办法》、《医疗机构药事管理规定》、《抗菌药物临床应用管理办法》、《医院处方点评管理规范（试行）》等法规规定，加强抗菌药物管理。各医疗机构要落实抗菌药物管理责任，健全抗菌药物管理工作机构，明确工作职责，完善工作制度，细化工作流程，对抗菌药物品种、品规的遴选、采购、处方、调剂、临床应用和评价等各个环节进行全过程管理与监控。鼓励各地借鉴"负面清单"管理方式，创新模式，持续提高抗菌药物临床应用管理水平。

二、加强抗菌药物临床应用的综合管理

各地卫生计生行政部门、中医药管理部门和医疗机构要组织做好《抗菌药物临床应用指导原则（2015年版）》的宣传、培训工作，提高医务人员合理应用抗菌药物的能力。要加强医德医风教育，营造风清气正的执业氛围；要建立科学、合理的绩效分配、奖惩制度，提高医务人员合理应用抗菌药物的积极性和主动性。各医疗机构要制订完善抗菌药物品种数量、抗菌药物使用强度、Ⅰ类切口手术预防用抗菌药物比例、微生物送检率等管控指标，并严格落实。地方各级卫生计生行政部门要按照《抗菌药物临床应用管理评价指标及要求》（见附件）对医疗机构进行检查、评价和考核。

三、切实作好抗菌药物处方点评工作

二级以上医疗机构要组织医学、药学、临床微生物、医疗管

理等多学科、多部门技术及管理人员对抗菌药物处方（医嘱）实施专项抽查点评。重点点评感染性疾病科、外科、呼吸科、重症医学科等临床科室以及Ⅰ类切口手术和介入诊疗病例。对点评中发现的问题，要进行跟踪管理和干预，实现持续改进。同时，将点评结果作为科室和医务人员处方权授予及绩效考核的重要依据。对出现抗菌药物超常处方3次以上且无正当理由的医师提出警告，限制其特殊使用级和限制使用级抗菌药物处方权；限制处方权后，仍出现超常处方且无正当理由的，取消其抗菌药物处方权，且6个月内不得恢复。基层医疗机构要参照上述要求，结合实际开展有效的抗菌药物处方检查管理工作。

四、完善抗菌药物合理应用技术支撑体系

二级以上医疗机构应当加强感染性疾病科建设，不断提高细菌及真菌感染性疾病的诊治能力。感染性疾病科应当参加院内包括细菌感染在内的各类疑难感染性疾病会诊，参与医院感染控制和抗菌药物临床应用管理。要采取综合措施，努力提高微生物标本质量，提高送检比例，保障检测结果的准确性，并依据临床微生物标本检测结果合理选用和调整抗菌药物。要加强药学部门建设和药师的培养，不断提高药师处方审核与干预能力、处方点评与超常预警能力，以及参与感染性疾病药物治疗和临床用药技术支持的能力。要积极组织开展有关科普知识宣教工作，营造抗菌药物合理应用氛围，提高群众对抗菌药物的认识，树立正确的用药观念。有条件的基层医疗机构要参照上述要求，结合实际加强抗菌药物应用管理支撑体系建设。各级卫生计生行政部门要组织做好相关培训、宣教工作，医疗机构应当组织相关人员积极参加。

五、开展抗菌药物临床应用监测和细菌耐药监测

二级以上医疗机构及有条件的基层医疗机构要参照《全国抗菌药物临床应用监测技术方案》和《全国细菌耐药监测技术方案》（卫办医政发〔2012〕72号），制订本单位相应的监测方案。要明确责任部门，充分运用信息化手段，重点对抗菌药物使用量、使用强度及变化趋势，革兰阳性、阴性杆菌耐药形势、变化趋势以及抗菌药物使用合理性等进行监测和评价。要定期发布监测结果，根据监测结果及时发布相关预警信息，指导临床做好抗菌药物品种的选择和使用。有条件的医疗机构，应当参加

抗菌药物临床应用监测网和细菌耐药监测网的相关数据监测，并保证上报监测数据的真实准确。

六、加大检查指导和公示力度

地方各级卫生计生行政部门和中医药管理部门要加强对辖区内抗菌药物临床应用管理工作的指导和检查。要督促医疗机构按照要求建立管理制度，落实工作责任。要利用各种方式采集医疗机构抗菌药物使用量、使用率和使用强度等数据信息，并在行业内进行公示。在工作中，要注重发掘抗菌药物临床应用合理、管理水平高的先进典型和工作经验，认真总结，加大宣传力度，予以推广。鼓励地方和医疗机构探索创新管理体制机制，推动抗菌药物管理制度不断完善。对于抗菌药物管理不力，违反有关规定并存在严重问题的医疗机构，要对其主要负责人进行诫勉谈话，督促整改，跟踪复查，对于整改落实不到位的，要严肃追究有关责任人的责任。国家卫生计生委将联合国家中医药管理局适时组织对地方卫生计生行政部门、中医药管理部门和医疗机构进行督导检查。

附件1：《关于进一步加强抗菌药物临床应用管理工作的通知》解读

附件2：抗菌药物临床应用管理评价指标及要求

国家卫生计生委办公厅　国家中医药管理局办公室

2015 年 7 月 24 日

附件1 《关于进一步加强抗菌药物临床应用管理工作的通知》解读

近日,国家卫生计生委、国家中医药管理局印发了《关于进一步加强抗菌药物临床应用管理工作的通知》,现对有关要点解读如下:

一、背景情况

近年来,国家卫生计生委开展了一系列工作,加强抗菌药物临床应用管理。制定完善了有关管理法规制度、指标和技术规范,建立了抗菌药物临床应用和细菌耐药的监测体系,并加大监管力度,抗菌药物临床应用管理规范化水平不断提高。

为落实深化医药卫生体制改革有关要求,进一步规范抗菌药物临床应用,保障医疗质量与患者安全,国家卫生计生委总结前期工作经验,结合医药技术发展实际,制定了《关于进一步加强抗菌药物临床应用管理工作的通知》,进一步完善管理要求。

二、主要内容

(一)严格落实抗菌药物临床应用管理有关法规要求。要求各地、各医疗机构强化有关法规制度要求的落实,对抗菌药物品种品规遴选、采购、处方、调剂、临床应用和评价等进行全流程监管。同时,鼓励地方借鉴"负面清单"管理方式,提高法规要求的可操作性。

(二)加强抗菌药物临床应用综合管理。要求落实《抗菌药物临床应用指导原则(2015年版)》等技术规范。加强医德医风建设,完善相应绩效分配、奖惩制度,提高医务人员合理应用抗菌药物的积极性、主动性。修订完善了《抗菌药物临床应用管理评价指标及要求》,内容包括抗菌药物品种品规数量、抗菌药物使用率、使用强度、I类切口预防应用抗菌药物比例及合理性、静脉输液抗菌药物占比、每床日静脉输液袋(瓶)数、应用抗菌药物前微生物标本送检率以及处方点评比例等指标,要求卫生计生行政部门按照相关评价指标对医疗机构进行检查、评价和考核。

(三)切实作好处方点评工作。要求医疗机构组织各学科、各部门技术、管理人员对抗菌药物处方(医嘱)实施专项抽查和点评。并将点评结果作为抗菌药物处方权授予和绩效考核的重要依据。

（四）完善抗菌药物合理应用技术支撑体系。包括加强感染性疾病科建设，提高微生物标本送检率和检测水平，加强药学部门建设、发挥药师队伍作用，加大科普宣教力度等。

（五）开展抗菌药物临床应用、细菌耐药监测。要求有关医疗机构完善监测方案，对抗菌药物应用和细菌耐药有关信息进行监测，有条件的医疗机构要积极参加国家监测网络的相关监测。

（六）加大检查指导和公示力度。要求卫生计生行政部门和中医药管理部门加强监督指导。各医疗机构抗菌药物应用管理情况，要在行业内进行公示；对工作不力违反有关法律法规并存在严重问题的医疗结构，对其责任人依法依规严肃处理。

附件2　抗菌药物临床应用管理评价指标及要求

序号	指标	公式（或释义）	要求						
			三级综合医院	二级综合医院	口腔医院	肿瘤医院	儿童医院	精神病医院	妇产医院（妇幼保健院）
1	抗菌药物品种、品规数量要求	抗菌药物品种数=本医疗机构药品采购目录中抗菌药物品种数，复方磺胺甲噁唑（磺胺甲噁唑与甲氧苄啶、SMZ/TMP）、呋喃妥因、青霉素G、苄星青霉素、5-氟胞嘧啶可不计在品种数内	≤50	≤35	≤35	≤35	≤50	≤10	≤40
		同一通用名称抗菌药物　注射剂型	<2种，具有相似或相同药理学特征的抗菌药物不得重复采购						
		口服剂型	<2种，具有相似或相同药理学特征的抗菌药物不得重复采购						
		头霉素类抗菌药物品规	<2个						
		第三代及第四代头孢菌素（含复方制剂）类　口服剂型	<5个						
		注射剂型	<8个						
		碳青霉烯类抗菌药物注射剂型品规	<3个						
		氟喹诺酮类抗菌药物口服剂型品规	<4个						
		氟喹诺酮类抗菌药物注射剂型品规	<4个						
		深部抗真菌类药物品种	<5个						

续表

序号	指标		公式（或释义）	要求						
				三级综合医院	二级综合医院	口腔医院	肿瘤医院	儿童医院	精神病医院	妇产医院（妇幼保健院）
2	特殊使用级抗菌药物使用量占比		特殊使用级抗菌药物占抗菌药物使用量百分率 $=\dfrac{特殊使用级抗菌药物使用量（累计DDD数）}{同期抗菌药物使用量（累计DDD数）}×100\%$							
3	抗菌药物使用率	门诊患者抗菌药物使用率	门诊患者使用抗菌药物的百分率 $=\dfrac{门诊患者使用抗菌药物人次}{同期门诊总人次}×100\%$	≤20%	≤20%	≤20%	≤10%	≤25%	≤5%	≤20%
		急诊患者抗菌药物使用率	急诊患者使用抗菌药物的百分率 $=\dfrac{急诊患者使用抗菌药物人次}{同期急诊总人次}×100\%$	≤40%	≤40%	≤50%	≤10%	≤50%	≤10%	≤20%
		住院患者抗菌药物使用率	住院患者使用抗菌药物的百分率 $=\dfrac{出院患者使用抗菌药物总例数}{同期出院总例数}×100\%$	≤60%	≤60%	≤70%	≤40%	≤60%	≤5%	≤60%

续表

序号	指标	公式（或释义）	要求						
			三级综合医院	二级综合医院	口腔医院	肿瘤医院	儿童医院	精神病医院	妇产医院（妇幼保健院）
4	住院患者抗菌药物使用强度	抗菌药物使用强度 = $\dfrac{\text{住院患者抗菌药物消耗量（累计DDD数）}}{\text{同期收治患者人天数}} \times 100$ 注：同期收治患者人天数 = 同期出院患者人数 × 同期出院患者平均住院天数	≤40 DDDs	≤40 DDDs	≤40 DDDs	≤30 DDDs	≤20DDDs（按照规定日剂量标准计算）	≤5 DDDs	≤40 DDDs
5	I类切口手术预防用抗菌药物比例	I类切口手术预防用抗菌药物百分率 = $\dfrac{\text{I类切口手术预防用药例数}}{\text{同期I类切口手术总例数}} \times 100\%$	I类切口手术患者预防使用抗菌药物比例不超过30%，原则上不联合预防使用抗菌药物。其中，腹股沟疝手术（包括补片修补术）、甲状腺疾病手术、乳腺疾病手术、关节镜检查手术、颈动脉内膜剥脱手术、颅骨肿物切除手术和经血管途径介入诊断手术患者原则上不预防使用抗菌药物						
6	I类切口手术预防使用抗菌药物疗程≤24小时的百分率情况	I类切口手术预防用药疗程≤24小时百分率 = $\dfrac{\text{I类切口手术预防用药≤24小时的例数}}{\text{同期I类切口手术预防用药总例数}} \times 100\%$							

续表

序号	指标	公式（或释义）	要求						
			三级综合医院	二级综合医院	口腔医院	肿瘤医院	儿童医院	精神病医院	妇产医院（妇幼保健院）
6	Ⅰ类切口手术预防用抗菌药物时机合理率	$Ⅰ类切口手术预防用药时机合理率 = \dfrac{Ⅰ类切口手术前0.5\sim1.0小时内给药例数}{同期Ⅰ类切口手术预防用药总例数} \times 100\%$	100%						
	Ⅰ类切口手术预防用抗菌药物品种选择合理率	$Ⅰ类切口手术预防用药品种选择适宜的百分率 = \dfrac{Ⅰ类切口手术预防用药品种选择符合指南的例数}{同期Ⅰ类切口手术预防用药总例数} \times 100\%$							
7	住院患者抗菌药物静脉输液占比	$住院患者抗菌药物静脉输液占静脉输液百分率 = \dfrac{住院患者抗菌药物静脉输液例数}{同期住院患者静脉输液总例数} \times 100\%$							
8	静脉输液使用率	$门诊患者静脉输液使用率 = \dfrac{门诊患者静脉输液使用人次}{同期门诊患者总人次} \times 100\%$							

续表

序号	指标	公式（或释义）	要求						
			三级综合医院	二级综合医院	口腔医院	肿瘤医院	儿童医院	精神病医院	妇产医院（妇幼保健院）
8	急诊患者静脉输液使用率	$急诊患者静脉输液使用率 = \dfrac{急诊患者静脉输液使用人次}{同期急诊患者总人次} \times 100\%$							
	住院患者静脉输液使用率	$住院患者静脉输液使用率 = \dfrac{住院患者静脉输液使用例数}{同期住院患者总例数} \times 100\%$							
9	住院患者静脉输液平均每床日使用袋（瓶）数	$住院患者静脉输液平均每床日使用袋（瓶）数 = \dfrac{住院患者静脉输液总袋（瓶）数}{同期住院患者实际开放总床日数} \times 100\%$							

续表

序号	指标	公式（或释义）	要求						
			三级综合医院	二级综合医院	口腔医院	肿瘤医院	儿童医院	精神病医院	妇产医院（妇幼保健院）
10	接受抗菌药物治疗的住院患者抗菌药物使用前微生物送检率	接受抗菌药物治疗的住院患者微生物送检率 $=\dfrac{\text{使用抗菌药物治疗的住院患者微生物标本送检例数}}{\text{同期使用抗菌药物治疗的住院患者总例数}} \times 100\%$	≥30%						
	接受限制使用级抗菌药物治疗的住院患者抗菌药物使用前微生物（合格标本）送检率	接受限制使用级抗菌药物治疗的住院患者微生物（合格）送检率 $=\dfrac{\text{使用限制使用级抗菌药物治疗的住院患者微生物标本送检例数}}{\text{同期使用限制级抗菌药物治疗的住院患者总例数}} \times 100\%$	≥50%						

续表

序号	指标	公式（或释义）	要求						
			三级综合医院	二级综合医院	口腔医院	肿瘤医院	儿童医院	精神病医院	妇产医院（妇幼保健院）
	住院用特殊使用级抗菌药物患者病原学（合格标本）检查百分率	接受特殊使用级抗菌药物治疗的合格的微生物标本送检例数 / 住院患者合格微生物标本送检率 $= \dfrac{\text{使用特殊使用级抗菌药物治疗的住院患者微生物标本送检例数}}{\text{同期使用特殊使用级抗菌药物治疗的住院患者总例数}} \times 100\%$	≥80%						
11	处方点评	每月接受处方点评的医师比率 $= \dfrac{\text{每月接受处方点评的医师人次}}{\text{具有抗菌药物处方权的医师人次}} \times 100\%$	≥25%						
		每位接受处方点评医师被点评处方（医嘱）数量	不少于 50 处方（或 50 条医嘱）						

说明：

1. 医疗机构确因诊疗工作需要，采购的抗菌药物品种和品规数量超过上述规定的，按照《抗菌药物临床应用管理办法》办理。

2. 表格中的空白项，表明该指标未设定标准要求，医疗机构应当做好相关指标数据的统计、分析工作。

3. 表格中所称合格标本是指下呼吸道痰标本（上皮细胞<10个/低倍视野，白细胞数>25个/低倍视野）、肺泡灌洗液、清洁中段尿液，组织血液、脑脊液等无菌体液标本。

4. 表格中第 8 项"静脉输液使用率"、第 9 项"住院患者静脉输液平均每床日使用袋（瓶）数"是指所有药物的静脉输液（瓶），不单指抗菌药物的静脉输液。

附录八　关于应对我国抗生素使用诸多
问题的专家观点

钟南山　卓　超

　　抗生素是治疗细菌感染的主要药品。应该说抗生素的应用杀灭了细菌，同样抗生素的滥用也造就了细菌耐药。目前，细菌耐药不只是中国的问题，也是全球的问题。抗生素管理不仅是医学难题，也是社会难题。

一、问题和现状

（一）当前我国细菌耐药问题

　　WHO 2014 监测报告，几乎全球所有地区都出现了肺炎克雷伯菌的碳青霉烯类抗生素耐药（0.1%～50%），大肠埃希菌对第三代头孢菌素和氟喹诺酮类药物耐药非常普遍。从流行病学数据看，中国革兰阴性杆菌耐药状况更突出，而欧美阳性球菌耐药更严重。具体而言，中国革兰阴性杆菌的分离比例（2013年占 73%）及耐药性近年来有明显的上升趋势。大肠埃希菌产超广谱 β 内酰胺酶（表现为对头孢菌素类耐药）超过 50%，高于多数欧美国家；对喹诺酮类的耐药率 60%，位居全球前列。细菌耐药性最为严重的是鲍曼不动杆菌，对碳青霉烯类（治疗革兰阴性菌感染的王牌药物）的耐药率高达 60%；上升最为迅速的是肺炎克雷伯菌，对碳青霉烯类的耐药率近十年由 <1% 上升至 13%。

　　同时，动物分离菌和临床耐药菌都出现的耐药谱，从近 10年的动物来源大肠杆菌对头孢噻肟的耐药性变迁看，耐药性从2003 年的 1.4% 上升到 2011 年 42.1%，而另一项有关猪、鸡和牛等食源性动物分离肠杆菌流行病学发现，猪来源产 ESBL 大肠埃希菌比例由 2008 年的 60% 上升至 2013 年的 80%，同时在一些食源性动物也发现了碳氢霉烯耐药的大肠杆菌和沙门菌，换言之，动物来源菌株中也存在超级耐药菌。

（二）发生耐药性的原因（抗生素应用的状况）

　　多种因素共同促成细菌耐药。医疗机构和畜牧、水产业对抗菌药物的过度、不规范使用及向环境排放（抗生素工业生产污染、医疗废物和兽用抗生素排泄）是重要原因。据调查，世界抗生素用量近 10 年（2000～2010 年）普遍增长，增幅达 36%，其中头孢菌素较 10 年前增长 1 倍（约 $1.8×10^{10}$ 标准单位）。中国、印度、俄罗斯、巴西及南非是增幅居前的国家。

从临床用药来看，由于细菌性感染诊治的专业队伍素质相对薄弱、抗菌药临床使用规范的执行不足和民众使用抗生素观念偏差（许多民众以及医务人员把抗菌药当作退烧药）等原因，临床的确存在抗生素滥用现象，对临床细菌耐药上升负有责任。

另一方面，抗菌药在畜牧业的广泛使用与细菌耐药性居高不下也密切相关。以美国为例，其畜牧业的抗生素消耗占 78.7%，而人用占 19.1%。据我国制药工业学会统计，我国每年的抗生素原料生产量约 21 万吨，其中有 9.7 万吨（46%）用于养殖业。近 5 年来我国养殖动物使用抗菌药物的量一直呈上升趋势，2013 年的使用量超过养殖动物使用化学制剂总量的 70%，其中三分之二以上用作药物饲料添加剂。目前在我国，抗菌药在畜牧业的使用显得混乱，缺乏抗菌药在此领域使用的法规或执行力度弱；无动物使用的抗菌药种类限制，一些治疗人类感染的重要抗菌药也被用于动物，出现了"人药兽用"；缺乏抗菌药在动物促生长、预防及治疗应用中的抗菌药使用的规范。

二、后果

（一）医疗危害性

因细菌耐药，医疗部门不得不用更高档药物治疗，由此可能引发新耐药菌的出现，更增加治疗成本，激化医患矛盾。同时，某些耐药菌感染危害患者生命健康，据统计，中国 2005 年因抗生素耐药死亡患者为 48.9 万人。

（二）环境危害性

各种原因排入水或土壤的抗生素，特别是磺胺类与喹诺酮药物，因其特殊化学特性，可长期存在于环境中，难于降解。有报道在珠江石井河段就曾检出浓度高达 1080ng/L 的磺胺甲噁唑残留，这与该区域养鸡场大量使用磺胺甲噁唑作为饲料添加剂和家禽疾病的防治用药有关。不仅有诱导细菌耐药的可能性，而且污染土质和水质后对生态的影响难于预测。

三、行动

（一）全球性应对策略

WHO 对细菌耐药和抗生素应用高度关注，提出了 5 个核心策略：通过教育、交流和培训，提高对耐药危害的认识和警惕；加强耐药相关的研究和监测；通过卫生和预防措施减少感染发生；人类和动物抗生素的合理使用；持续增加投入，开发新型抗生素、诊断方法和疫苗。美国在 2015 年 3 月 27 日也公布了抗击耐药细菌国家行动计划的五项具体措施：包括加强"超级细菌"全国性监测，向全国医院和医生提供抗生素耐药性实时数据；开发更好的"超级细菌"诊断工具；加速研发新型抗生素、疫苗和其他疗法；加强有关国际合作，建立动物抗生素使用的全球数据库、帮助中低收入国家应对抗生素耐药性危机。

（二）中国卫生部门控制细菌耐药及合理使用抗生素的策略

应该说，国家卫生和计划生育委员会对控制细菌耐药和规范抗生素使用做了长期、大量的工作。工作模式与 WHO 是相接轨的。具体如下：

1. 开展和扩大抗菌药物应用与细菌耐药监测（两网建设）　相继建立了覆盖全国的抗菌药物临床应用监测网、细菌耐药监测网。通过监测，掌握我国抗菌药物应用和细菌耐药的情况和变化趋势，为制订抗菌药物应用、管理政策提供参考，也为医疗机构选择和使用抗菌药物提供依据。相应数据也并归入 WHO 监测体系。细菌耐药监测网是 2005 年建立的，主要监测、收集医疗机构细菌耐药信息，统计分析耐药菌种、耐药发生率、药敏情况等，并不断扩大，至 2014 年已有 1311 家医院上报数据，覆盖全国各省（区、市）。其中，三级医院约占 73%，二级医院约占 27%。比 2012 年、2013 年分别增加了 418 家、230 家。共上报耐药菌株 264 万。

2. 印发相关技术规范

（1）《抗菌药物临床应用指导原则》（2004 年），首次将抗菌药物临床应用实行分级管理，分为非限制使用、限制使用、特殊使用三个级别，对高档药物的使用起到了很好的规范。为适应近年的新耐药菌的流行病学，以及一些新抗菌药物的应用，该"指导原则"于 2012 年重新修改，并于近日通过卫计委审议，即将颁布。新指导原则的出台，将为进一步规范我国抗菌药物临床使用，进一步降低细菌耐药水平，降低医疗成本，而起到积极推动作用。

（2）出台《国家抗微生物治疗指南》（2012 年），对感染性疾病经验治疗和病原治疗、儿童感染性疾病的预防和治疗做了进一步的规范。此外,各级学会还出台了系列有关耐药菌诊治和防控的指南或专家共识,对医务人员进行了培训和宣教。

3. 加强抗菌药物临床应用管理(建制)

(1)《卫生部办公厅关于进一步加强抗菌药物临床应用管理的通知》(2008年),强调围手术期抗菌药物预防用药的管理;加强对氟喹诺酮类药物临床应用的管理。

(2)《卫生部办公厅关于抗菌药物临床应用管理有关问题的通知》(2009年),严格控制 I 类切口手术预防用药为重点,进一步加强围手术期抗菌药物预防性应用的管理;加强临床微生物检测与细菌耐药监测工作,建立抗菌药物临床应用预警机制(30%、40%,50%,75%)。

4. 开展抗菌药物临床应用专项整治活动(行政干预)　自2011年起,在全国范围,为期3年。规定了多项具体指标,对抗菌药物品种品规数、使用强度、使用率进行严格控制,以促进抗菌药物合理使用,并有效控制细菌耐药。在专项整治中,卫生计生行政部门通过检查、约谈和处罚等措施落实了专项整治的要求。

5. 制订《抗菌药物临床应用管理方法》(抗生素管理立法,建制)

(1)建立抗菌药物临床应用分级管理制度;

(2)明确了医疗机构抗菌药物遴选、采购、临床使用、监测和预警、干预与退出全流程工作机制;

(3)加大对不合理用药现象的干预力度,建立细菌耐药预警机制;

(4)明确监督管理和法律责任。

6. 建立完善临床药师制度和处方点评制度　临床药师以患者为中心,直接参与临床用药指导与监督工作,进一步促进了抗菌药物合理应用。2010年,印发了《医院处方点评管理规范(试行)》,明确了抽查比例和频次,要求医院组织对处方进行定期抽查、点评,并及时反馈、公示有关问题,促进药品合理应用。2014年4月,印发《关于做好2014年抗菌药物临床应用管理工作的通知》,要求继续巩固对抗菌药物临床使用的管理,继续执行专项整治中确定的各项指标,注重基层抗菌药物临床应用管理工作,在保证既往管理力度不减的情况下,提高基层抗菌药物临床应用水平。

总之,临床抗生素的管理模式,正从以行政管理为主向以科学管理为主的方向转变,由指令性走向常态化管理。

四、成效

（一）抗生素使用情况

门诊抗菌药物使用率已降至 2014 年的 10.1%，全国住院患者抗菌药使用率由 2010 年的 62.3% 降至 2014 年的 41.3%，抗菌药使用强度已经控制于 40DDD 左右。这些指标与发达国家的对应指标相近（欧美为 30DDD 左右）。而从几个已报道的横断面调查可见，抗菌药在医院的消耗的确有一定下降（抗生素的药占比由 2010 年的 25% 降为 2012 年的 13.8%。

（二）细菌耐药状况

因抗菌药物规范使用和感控措施的强化，某些细菌的耐药性也有所下降。我国 7 个主要耐药菌中的 4 个细菌耐药率逐年下降，2 个没有明显增加。例如，耐甲氧西林金黄色葡萄球菌（MRSA）的检出率由 2005 年 69.9% 下降到 2014 年 33.9%（欧美 50%），耐青霉素肺炎链球菌（PNSP）的检出率由 2005 年 40.7% 下降到 2014 年 13.2%。已经低于许多欧美国家。颇为头疼的多重耐药鲍曼不动杆菌上升势头也得以遏制。

五、展望

从耐药数据看，ESBL-EC 的发生率近 10 都维持于 55% 左右。CRAB 检出率仍在 50% 以上。CR-kpn 分离率也呈逐年上升趋势，至 2013 年已达 10%。那么，什么因素导致中国临床分离菌耐药性居高不下呢？如前面所讲的，是个社会难题。行政管理突出的是数字绩效，社会各环节的针对性策略才是解决问题的根本所在。

首先，从政府层面制定控制耐药的规划，多环节齐抓并进。在继续规范临床用药的同时，我们应该规范抗菌药在动物中的应用，限制人药兽用，限制抗菌药作为促生长剂用于动物（丹麦已禁）；严格掌握动物使用抗菌药的审批等。抗生素污染应纳入国家环境监测目标化合物检测范围，并加强对动物源产品的监督。

其次，就医疗部门，继续健全管理体制，创新管理模式，加大监督和指导力度，对医疗机构抗菌药物应用管理情况进行行业内公开公示。同时，加强抗菌药物合理应用支撑体系建设。

最后，也期待国家在体制上进行改革，逐步改变以药养医的局面。让医务人员的劳动价值得以真正体现，行业自律性才会普遍得到提高。